Untersuchung der Effekte einer frühpostoperativen stationären Rehabilitationsmaßnahme nach Knieendoprothesenimplantation mittels subjektiver und objektiver Parameter

Inaugural-Dissertation zur Erlangung der Doktorwürde
der Hohen Medizinischen Fakultät
der Universität zu Köln

vorgelegt von
Michael Schmitz
aus Simmern

Promoviert am 16. November 2011

Gedruckt mit Genehmigung der Medizinischen Fakultät der Universität zu Köln 2011.

Dekan: Universitätsprofessor Dr. med. Dr. h.c. Th. Krieg

1. Berichterstatter: Prof. Dr. med. D. P. König
2. Berichterstatter: Universitätsprofessor Dr. rer. ant. J. Koebke

Bibliografische Information der Deutschen Nationalbibliothek
Die Deutsche Nationalbibliothek verzeichnet diese Publikation in der Deutschen Nationalbibliografie; detaillierte bibliografische Daten sind im Internet über http://dnb.d-nb.de abrufbar.

Bibliographic information published by the Deutsche Nationalbibliothek
The Deutsche Nationalbibliothek lists this publication in the Deutsche Nationalbibliografie; detailed bibliographic data are available in the Internet at http://dnb.d-nb.de.

ISBN 978-3-942710-56-5

Verlag der Wissenschaften GmbH
Bergstr. 70 | D-01069 Dresden
Tel.: 0351/47 96 97 20 | Fax: 0351/47 96 08 19
http://www.tudpress.de

Gesamtherstellung: TUDpress GmbH

Printed in Germany.

Ich erkläre hiermit, dass ich die vorliegende Dissertationsschrift ohne unzulässige Hilfe Dritter und ohne Benutzung anderer als der angegebenen Hilfsmittel angefertigt habe; die aus fremden Quellen direkt oder indirekt übernommenen Gedanken sind als solche kenntlich gemacht.

Bei der Auswahl und Auswertung des Materials sowie bei der Herstellung des Manuskriptes habe ich keine Unterstützungsleistungen erhalten.

Weitere Personen waren an der geistigen Herstellung der vorliegenden Arbeit nicht beteiligt. Insbesondere habe ich nicht die Hilfe einer Promotionsberaterin/eines Promotionsberaters in Anspruch genommen. Dritte haben von mir weder unmittelbar noch mittelbar geldwerte Leistungen für Arbeiten erhalten, die im Zusammenhang mit dem Inhalt der vorgelegten Dissertationsschrift stehen.

Die Dissertationsschrift wurde von mir bisher weder im Inland noch im Ausland in gleicher oder ähnlicher Form einer anderen Prüfungsbehörde vorgelegt.

Köln, den 15.12.2010 Michael Schmitz

Die Untersuchungen der Patienten in der Rehabilitationsklinik Kurköln in Bad Neuenahr/Ahrweiler habe ich mit Einverständnis des ärztlichen Direktors Dr. med. Thomas Kausch selbst vorgenommen und ausgewertet.

Danksagung

Vor allem gilt mein Dank dem Betreuer dieser Dissertation, Herrn Prof. Dr. med. Dietmar P. König, für sein Vertrauen in meine Arbeit und seine verlässliche Hilfe und Unterstützung.

Die erste Anregung geht auf den Chefarzt der orthopädischen Fachklinik Kurköln, Herrn Dr. med. Thomas Kausch, zurück, der mir auch großzügig die Möglichkeit zur Arbeit mit den Patienten einräumte.

Des Weiteren danke ich meinem Kollegenkreis der orthopädischen Gemeinschaftspraxis, namentlich Herrn Dr. med. Michael Buhr.

Meine Frau Barbara Schmitz hat in der langen Entstehungszeit dieser Arbeit viel Geduld bewiesen.

Bonn im Dezember 2010 Michael Schmitz

Widmung

Ich widme diese Arbeit meinen Eltern und meiner Ehefrau Barbara

INHALTSVERZEICHNIS

1 EINLEITUNG

Die Alloarthroplastik des Kniegelenkes hat sich in den vergangenen drei Jahrzehnten zu einer der erfolgreichsten Operationsverfahren in der Orthopädie entwickelt. Die Zahl der implantierten Knieendoprothesen nimmt kontinuierlich zu. Gleichzeitig steigt auch die Überlebensdauer der Prothesen ständig an und deren Funktionalität wird erhöht. Mit der ständigen Verbesserung des Prothesendesigns und der Verfeinerung der Operationstechniken ist mit einer weiteren Optimierung der Ergebnisse zu rechnen. Auch die Indikationsstellung wurde bis heute nach und nach ausgedehnt, so dass zum Beispiel nun auch jüngere Patienten mit einem künstlichen Kniegelenk versorgt werden, um die gewohnte Lebensqualität, trotz der irreversiblen Schäden am Kniegelenk, beibehalten zu können. Das höhere Aktivitätsniveau gerade dieser Patientengruppe stellt allerdings auch höchste Anforderungen an die Kniegelenksprothese. Operateure und Industrie sind gezwungen, sich diesen Anforderungen zu stellen, um eine Prothese mit möglichst physiologischer Funktion zu entwickeln, das den Ansprüchen der Patienten gerecht wird und eine möglichst lange Lebensdauer der Prothese gewährleistet (Hube und Hein, 2003).

1.1 Anatomie des Kniegelenkes

Das Kniegelenk (lat. Articulatio genus) ist das größte und zugleich auch eines der empfindlichsten Gelenke des menschlichen Körpers. Es verbindet die beiden längsten Röhrenknochen, Femur und Tibia, miteinander. Hinzu kommt noch die Kniescheibe als größtes Sesambein. Es lassen sich drei Gelenkanteile voneinander abgrenzen: Im medialen und lateralen Gelenkabschnitt kommunizieren der Oberschenkel und das Schienbein, die Kniescheibe gleitet auf der vorderen Oberschenkelrolle. Die Bänder (Kreuz- und Seitenbänder), Menisken, Gelenkkapsel und Knochen bilden die passive, die Muskel-Sehnen-Einheiten die aktiven Stabilisatoren. Das Kniegelenk ermöglicht Beugung und Streckung. In gebeugten Zustand sind ferner auch Rotationsbewegungen möglich, so dass es sich bei diesem

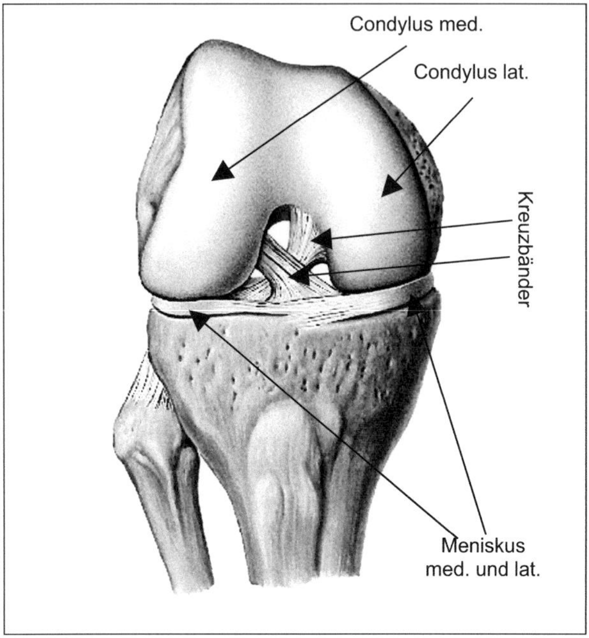

Abb. 1: Kniegelenk in gebeugter Stellung (90°) von vorne betrachtet. (nach Entfernung von Gelenkkapsel und Seitenbändern). Quelle: Sobotta – Atlas der Anatomie des Menschen. Putz R, Pabst R (Hrsg.). Urban und Fischer, 21. Aufl.

Gelenk nicht um ein einfaches Scharniergelenk handelt. Vielmehr findet bei der Beugung eine komplizierte Roll-Gleit-Bewegung statt (Abb. 1).

Die beiden Femurgelenk-Rollen weisen nach hinten eine zunehmende Krümmung auf; in Streckstellung ist diese Krümmung nur sehr gering, so dass dieser flach gekrümmte Teil der Gelenkrollen breit auf den leicht konkav geformten Tibia-Pfannen aufliegt. Beim Stehen mit gestrecktem Knie ist somit die Berührungsfläche zwischen Femur und Tibia am größten, so dass sich ein idealer Schluss der Gelenkflächen ergibt. Die Druckübertragung erfolgt über die größtmögliche Fläche. Mit zunehmender Beugung korrespondieren dann immer stärker gekrümmte Abschnitte der Femurrollen mit dem Tibiagelenk; die Berührungsflächen zwischen den beiden Gelenken werden schmäler und gleichzeitig kommt es zu einer Lockerung des Bandapparates, wodurch nun auch Rotationsbewegungen möglich werden. In diesem Zusammenhang spielen die beiden Meniski eine wichtige Rolle bei der Stabilisierung und Pufferung (Abb. 2).

Für die Scharnierbewegungen kann man eine fast quer durch die Kondylen verlaufende Drehachse annehmen. In der ersten Phase der Beugung

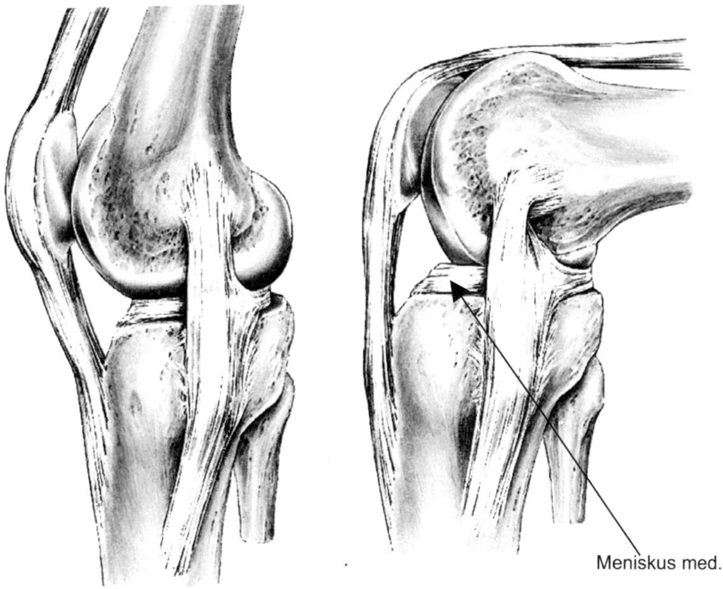

Abb. 2: Kniegelenk in Seitenansicht in gestreckter und gebeugter Stellung. Man erkennt deutlich das flache Aufsitzen der Gelenkflächen in gestreckter Haltung und die zunehmende Krümmung der Femurrolle nach hinten, welche bei Beugung zu einer Verringerung der Auflageflächen führt. Quelle: Sobotta – Atlas der Anatomie des Menschen. Putz R, Pabst R (Hrsg.). Urban und Fischer, 21. Aufl.

findet allerdings eine Abwicklung der Gelenkenden statt – die Gelenkrollen des Femurs rollen wie eine Kugel auf ebener Fläche nach vorne hin ab. Ab einer Beugung von etwa 20 Grad hemmen die Kreuzbänder diesen Vorgang. Die Femurrollen drehen nun an der selben Stelle über dem korrespondierenden Tibiagelenk. Dabei wird eine Beugung von etwa 130 Grad erreicht, die durch passiven Druck auf etwa 150 Grad gesteigert werden kann (Tillmann und Petersen, 2000).

1.2 Historische Entwicklung

Die ersten Bemühungen des künstlichen Gelenkersatzes datieren auf das Ende des 19. Jahrhunderts. Zu jenem Zeitpunkt wurden erstmals Kniegelenksprothesen implantiert, wenngleich diese Unternehmungen noch nicht erfolgreich waren.

Als Pionier der Knieendoprothetik gilt der Arzt Themistocles Gluck (1853 bis 1942). Er nahm im Jahr 1890 erstmalig den Ersatz eines Kniegelenkes durch ein künstliches Scharniergelenk vor. Die aus Elfenbein geformte Prothese wurde mit vernickelten Schrauben und Kolophonium, einer Substanz aus Gips und Baumharz, im Knochen verankert. Aufgrund der hohen Komplikationsraten durch Wundinfektionen und Materialermüdung setzte sich der künstliche Gelenkersatz jedoch zunächst nicht durch. Mangelnde Sterilität, aber auch die falsche Indikationsstellung verhinderten einen Erfolg oft schon im Vorfeld. So war die Hauptindikation für den künstlichen Gelenkersatz die Tuberkulose, deren progredienter Verlauf mit Gelenkzerstörung vollkommen unterschätzt wurde (Wessinghage, 1992; Grüner, 1995).

Nach diesen ersten Versuchen blieb es etwa ein halbes Jahrhundert ruhig in der Gelenkendoprothetik. Ein entscheidender Fortschritt fand in den 50er Jahren des letzten Jahrhunderts durch die erstmalige Implantation von Ganzmetallscharnierprothesen statt. Allerdings konnte bei diesen Scharnierprothesen mit starrer Achse die physiologische Valgusstellung des Kniegelenkes nicht berücksichtigt werden, so dass es durch die unphysiologische Belastung zu einer frühzeitigen Prothesenlockerung kam (Walldius, 1960). Daneben bereitete in der Folge auch der starke Materialabrieb mit Metallose und Prothesenlockerung große Probleme. Es folgte deshalb, neben der Modifikation des starren Scharniergelenkes, auch der Einsatz anderer Prothesenmaterialien, wie zum Beispiel Vitallium, einer Chrom-Kobalt-Molybdän-Legierung (Shiers, 1954; Young, 1963). Auch hier traten jedoch im längerfristigen Verlauf weiterhin häufig aseptische Lockerungen auf.

Etwa parallel zur Entwicklung der ersten Scharnierprothesen wurden auch Versuche unternommen, jeweils isoliert die femoralen und tibialen Gelenkflächen zu ersetzen. Bei diesen Techniken kam es jedoch, nach anfänglich guten Ergebnissen, relativ frühzeitig zur Schädigung der korrespondierenden Gelenkflächen. Erstmalig wurden solche Operationen bereits um das Jahr 1940 von Campbell durchgeführt (Jerosch und Heisel, 2002).

Eine bedeutende Weiterentwicklung der Scharnierprothesen bestand darin, die Achsen der Prothesen in Polyethylen zu lagern, um auf diese Weise den Metallabrieb, der für die aseptische Lockerung mit verantwortlich war, zu vermeiden. Die bereits in den 60er Jahren von Charnley favorisierte Gleitpaarung aus Metall und Polyethylen (Charnley's „low friction arthroplasty") ist auch heute noch Standard in der Knieendoprothetik (Wroblewski et al. 1999). Ungelöst blieb jedoch weiterhin das Problem der starken Rotationskräfte an der Knochen-Zement-Grenze, durch das starre Scharniersystem (Blauth und Donner, 1979).

Die Entwicklung von künstlichen Gelenken, die keine starre Verbindung mehr aufwiesen, sondern durch den Bandapparat selbst stabilisiert wurden, brachte schließlich den entscheidenden Durchbruch in der Knieendoprothetik. Durch die Berücksichtigung der physiologischen Gelenkeigenschaften und durch die mechanische Entkoppelung der korrespondierenden Gelenkanteile waren nun auch Rotationsbewegungen im Gelenk möglich; die starken Rotationskräfte an der Knochen-Zement-Grenze konnten somit deutlich vermindert werden. Die ersten Modelle dieser Art waren halbgekoppelte Systeme, wie zum Beispiel die GSB-Prothese (nach Gschwend, Scheler und Böhler) oder das Endomodell von Engelbrecht, welche die Last des Körpers, über nach dorsal sich verjüngende Kufen, auf den Unterschenkel übertrugen (Gschwend et al. 1980; Engelbrecht et al. 1981). Der erste Prothesentyp, der sich am anatomisch vorgegebenen Bandapparat orientierte, war übrigens die Doppelschlittenprothese nach Goodfellow. Hierbei wurden beide Kompartimente des Femorotibialgelenkes isoliert ersetzt. Eine Stabilisierung bzw. Führung durch die Prothese selbst war nicht gegeben, so dass ein intakter Bandapparat unbedingt erforderlich war (Goodfellow und O'Connor, 1978).

Ein weiterer bedeutsamer Fortschritt in der Knieendoprothetik gelang schließlich durch die Entwicklung der sog. Total-Condylar-Prothese. Diese Prothese bestand aus einem anatomisch geformten Metallteil für das Femurkompartiment und einer Polyäthylenkomponente für das Tibiaplateau (Insall et al. 1976).

Zum Beginn der 80er Jahre wurde die sog. Porous Coated Anatomic Prothese entwickelt, mit der erstmalig die zementfreie Implantation einer Knieendoprothese ermöglicht wurde. Mittels einer speziell strukturierten porösen Oberfläche aus Chrom-Kobald-Kügelchen sollte das Einwachsen des Knochengewebes begünstigt werden (Hungerford und Kenna, 1983).

1.3 Epidemiologie und Indikation

Demografische Veränderungen mit einer zunehmenden Erhöhung des Lebensalters, bei gleichzeitig steigenden Ansprüchen, stellen eine große Herausforderung für die Medizin dar, wenn man an degenerative Veränderungen des muskuloskelettalen Systems denkt. Dass Menschen 80 oder 90 Jahre alt werden gehört heute schon zur Normalität. Die Gruppe der über 65-jährigen zählt in vielen Industrienationen zur am schnellsten wachsenden Population. Damit verbunden ist auch eine Zunahme altersbedingter Erkrankungen, wie zum Beispiel der Arthrosen. In den USA ist bereits heute jeder Dritte von Arthrose oder chronischer Gelenkerkrankung betroffen, bei steigender Tendenz. Man geht dort davon aus, dass sich die Zahl der implantierten Knieendoprothesen in der weiblichen Bevölkerung bis zum Jahr 2030 fast verdoppeln wird (Parsons und Sonnabend, 2004).

Die Hauptindikation für die Implantation einer Kniegelenksprothese ist die Arthrose. Im schwedischen Kniegelenksprothesenregister wurde zwischen 1975 und 1997 in 85 Prozent der Fälle eine Arthrose als Indikation registriert, gefolgt von der rheumatoiden Arthritis mit 11 Prozent und von posttraumatischen Arthrosen sowie anderen Indikationen mit jeweils zwei Prozent (Robertsson et al. 2001).

Das Durchschnittsalter der Patienten lag im schwedischen Register bei 71 Jahren, wobei die Alterspanne vom zweiten bis zum neunten Lebensjahrzehnt reichte. Bei Patienten mit rheumatoider Arthritis lag das Durchschnittsalter mit 66 Jahren etwas niedriger; bei Patienten mit juveniler rheumatoider Arthritis betrug das Durchschnittsalter sogar nur 27 Jahre (Robertsson et al. 2001).

Der Anteil der Frauen in den Kniegelenksprothesenkollektiven ist deutlich höher als der Männeranteil. Man geht von einem Anteil in der Größenordnung von 60 bis 80 Prozent aus (König und Kirschner, 2003). Im schwedischen Kniegelenksprothesenregister lag der Anteil der Frauen bei 67 Prozent (Robertsson et al. 2001).

In den vergangenen Jahrzehnten wurden in der Knieendoprothetik si-

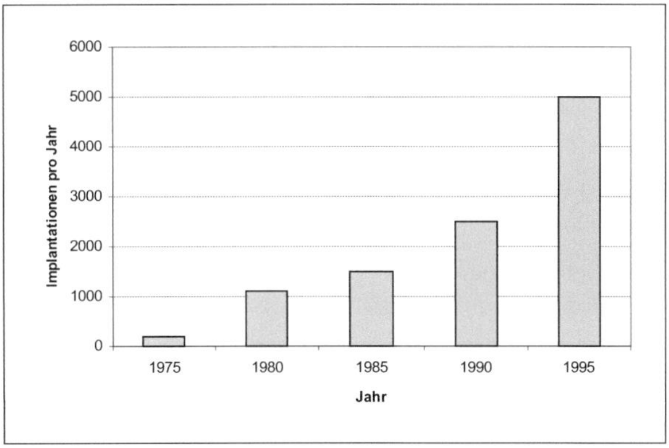

Abb. 3: Entwicklung der Knieendoprothesen-Implantationszahlen in Schweden. Quelle: König und Kirschner, 2003.

gnifikante Fortschritte erreicht. Seit den siebziger Jahren stieg die Zahl der implantierten Knieprothesen dramatisch an. In den USA konnte zwischen 1975 und 1990 eine Steigerung der Implantationen von 10.000 auf 150.000 verzeichnet werden (Freund et al. 1990). Ähnliche Entwicklungen dürften auch für Westeuropa anzunehmen sein, wie anhand der schwedischen Daten zu erkennen ist (Abb. 3). Hier konnte zwischen 1975 und 1995 ein fast exponentieller Anstieg der Implantationen registriert werden (König und Kirschner, 2003). In Deutschland wurden von der Bundesgeschäftsstelle für Qualitätssicherung (BQS) im Jahr 2009 über 150.000 Knie-Totalendoprothesen-Erstimplantationen registriert (Ahlers et al. 2005). Hinzu kamen noch über 7.000 Wechseloperationen (Ahlers et al. 2005a). Für das Land Schweden wird angenommen, dass die Zahlen zwischen den Jahren 1996/97 und 2030 nochmals um mindestens ein Drittel steigen werden (Robertsson et al. 2000). Da sich in Deutschland Risikofaktoren wie Adipositas und hohes Lebensalter in den nächsten Jahren stark erhöhen werden, ist davon auszugehen, dass die Zahl der implantierten Knieendoprothesen auch hier künftig noch weiter zunehmen wird (König und Kirschner, 2003).

1.4 Materialqualität, Funktionalität und Lebensqualität

Die Qualität der Knieendoprothetik konnte in den vergangenen drei Jahrzehnten kontinuierlich gesteigert werden. Im schwedischen Knieendoprothesenregister sank die Revisionsrate, bezogen auf ein 10-Jahresintervall, von 18 Prozent bei Implantationen aus dem Jahr 1980, auf sieben bis acht Prozent, bei Implantationen aus den frühen 90er Jahren. Die meisten Revisionen werden innerhalb der ersten vier Jahre nach der Operation durchgeführt. Dabei werden als häufigste Revisionsgründe die aseptische Prothesenlockerung und der Polyethylenabrieb genannt, die zusammen für 44 Prozent der Revisionen verantwortlich sind (Robertsson et al. 2001; König und Kirschner, 2003).

Die aktuellen Entwicklungen in der Prothesenforschung zielen darauf ab, den Polyethylenabrieb zu minimieren, um damit die Rate der aseptischen Lockerungen zu senken. Neben der Verbesserung der Abriebfestigkeit des Materials kommen hierbei auch Optimierungen des Designs, einschließlich der rotierenden Plattform[1], zum Einsatz, die einen geringeren Abrieb zur Folge haben sollen. Durch moderne Navigationsverfahren wird versucht, die Positionen der Komponenten im Knochen zu verbessern und die Weichteilbalance zu optimieren (König und Kirschner, 2003).

Die Patientenzufriedenheit nach einer Knieprothesenoperation ist heute sehr groß. Eine schwedische Befragung von etwa 27.000 Patienten ergab, dass 80 Prozent mit dem Ergebnis zufrieden oder sehr zufrieden waren. Nur acht Prozent waren unzufrieden; die übrigen 11 Prozent zeigten sich in dieser Frage unentschlossen. Das Ausmaß der Zufriedenheit stand in engem Zusammenhang mit der Schmerzreduktion und dem Funktionsgewinn (Dunbar, 2001).

Die Lebensqualität ist nach Knieendoprothesenimplantation erhöht; in aller Regel wird durch den operativen Eingriff vollständige oder aber weitgehende Schmerzfreiheit erreicht; die körperliche Funktionsfähigkeit wird verbessert (Hawker et al. 1998; Dunbar 2001). In einer aktuelleren Studie konnte gezeigt werden, dass bei 92 Prozent der Patienten keine Schmerzen oder allenfalls gelegentlich leichte Schmerzen auftraten (van Loon et al. 2000). Langfristig kann bei etwa der Hälfte aller Patienten mit Schmerzfreiheit gerechnet werden; 35 bis 40 Prozent klagen über leichte oder nur gelegentliche Schmerzen (König und Kirschner, 2003).

In einer deutschen Untersuchung, an der zwischen 1996 und 1999 40 Patienten teilgenommen hatten, zeigte sich zwei Jahre postoperativ eine Zunahme der körperlichen Aktivität von 63 auf 92 Prozent. Der Ruhe-

1 Die tibiale Komponente lässt eine Rotation zu. Die künstliche Gelenkfläche aus Polyethylen ist beweglich auf einer Metallplatte gelagert, die wiederum fest mit der Tibia verankert ist.

schmerz, gemessen anhand der VAS-Skala, reduzierte sich von 3,6 auf 1,0; der Belastungsschmerz von 8,1 auf 1,5. Der Ranawat-Shine-Score konnte von 57,0 (schlecht) auf 75,9 (gutes Ergebnis) gesteigert werden (Münnich et al. 2003).

1.5 Prothesensysteme und deren Indikation

Die Modellvielfalt der verfügbaren Knieendoprothesen ist sehr groß und fast unüberschaubar. Die wesentlichen Unterscheidungskriterien der verschiedenen Systeme bestehen in der Art der Verankerung, der Anzahl der ersetzten Gelenkflächen und der Zahl der möglichen Freiheitsgrade einer Prothese. Die Indikation für die verschiedenen Modelle ist abhängig von der Art der Deformität, dem Zustand der gelenkstabilisierenden Faktoren, insbesondere des Bandapparates, der Grunderkrankung und dem Allgemeinzustand des Patienten. Die Implantation von kondylären Prothesen, also vom Ersatz der Gelenkfläche, bleibt zum Beispiel jüngeren Patienten bzw. Patienten mit umschriebenem Gelenkschaden vorbehalten (Gekeler und Kolbe, 1992). Die internationale Norm ISO 7201/1 aus dem Jahr 1985 klassifiziert die Knieendoprothesen in folgende Kategorien (Plitz, 1991):

Teilersatz:
- Unikondyläre Komponenten
- Bikondyläre Komponenten
- Unikondylärer, teilweiser Gelenkersatz

Totalersatz:
- Ungekoppelte totale Knieprothese
- Teilweise gekoppelte, totale Knieprothese
- Vollgekoppelter, totaler Gelenkersatz

Zur Veranschaulichung wird im Folgenden kurz auf die wichtigsten Prothesensysteme eingegangen.

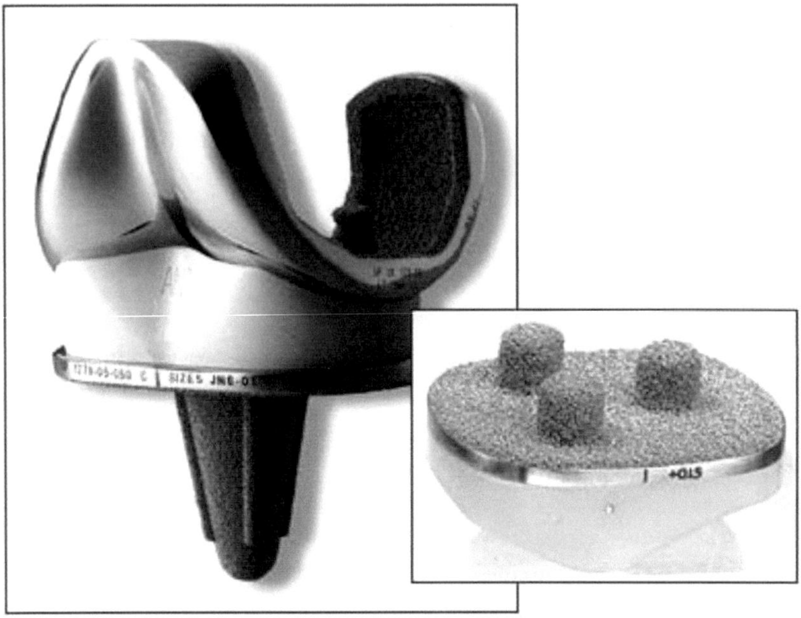

Abb. 4: Exemplarische Darstellung eines modernen Prothesensystems. Es handelt sich hier um einen ungekoppelten vollständigen Ersatz der Gelenkoberflächen. Man erkennt das femorale Kompartiment aus einer Metall-Legierung, das dem physiologischen Gelenk nachempfunden ist. Die Metallkomponente gleitet frei auf einem Gegenstück aus Polyethylen, welches wiederum über eine Metallplatte mit der Tibia verbunden ist. Die zusätzliche Darstellung unten rechts in dieser Abb. zeigt die patellare Komponente. Alle Komponenten sind für die zementfreie Implantation vorgesehen, wie an der speziell konstruierten Oberfläche (rau-porös) zu erkennen ist.

1.5.1 Schlittenprothese (ungekoppelter, teilweiser Gelenkersatz)

Durch ein kufenförmiges Metallimplantat, dem sog. Schlitten, wird die krankhaft veränderte Gelenkfläche des Femurkompartiments ersetzt. In den meisten Fällen ist dies der mediale Femurkondylus. Seltener werden die Gelenkflächen beider Femurkondylen gleichzeitig ersetzt. Die Gelenkfläche des korrespondierenden Tibiakompartiments wird durch einen Polyethylenkörper gebildet. Die intakten passiven und aktiven Kniegelenksstabilisatoren kooperieren bei dieser Methode wie beim natürlichen Knie; alle sechs Freiheitsgrade der Bewegung bleiben dadurch erhalten (Engelbrecht,

1971; Engelbrecht und Zippel, 1973; Jerosch et al. 1997). Grundlegende Voraussetzung für diesen Prothesentyp ist eine in der Regel lokalisierte Gelenkdestruktion sowie eine ausreichende Bandstabilität (Nieder, 1991).

Heute wird die Indikation für den unikompartimentellen Gelenkersatz bei mittelgradigen Arthrosen gestellt, die überwiegend auf nur ein femorotibiales Kompartiment beschränkt sind. Das andere Kompartiment sollte sich weitgehend arthrosefrei darstellen. Die präoperative Beugekontraktion sollte geringer als 10 Grad sein; die Achsfehlstellung sollte 10 Grad nicht übersteigen. Als untere Altersgrenze für diese Prothesensysteme wird das 65. Lebensjahr angegeben (Reichel, 2003).

In den letzten Jahren gewinnen die unikondylären Schlittenprothesen wieder zunehmend an Bedeutung, nachdem zunächst über einen längeren Zeitraum rückläufige Implantationszahlen verzeichnet wurden. Ein Grund hierfür ist die Möglichkeit, die Implantation der Prothese im Rahmen einer minimal-invasiven Operation durchzuführen, mit dem Vorteil, die muskulären Strukturen weitestgehend schonen zu können. Des Weiteren bestehen bei diesem Prothesentyp, im Falle des Versagens, gute Revisionsmöglichkeiten (Cartier, 2003; Becker und Neumann, 2003).

1.5.2 Ungekoppelter Totalersatz (ungekoppelter, totaler Oberflächenersatz)

Bei diesen Systemen werden sowohl am Femur als auch an der Tibia die Gelenkflächen vollständig ersetzt. Bei dieser Technik ist ein Prothesendesign erforderlich, das sich möglichst dem natürlichen Kniegelenk annähert. Wie beim teilweisen Oberflächenersatz übernimmt auch hier der Kapsel-Band-Apparat weitestgehend die Führung im Gelenk und ist für die Stabilisierung verantwortlich. Auch bei diesen Prothesentypen ist es theoretisch möglich, alle sechs Freiheitsgrade zu erhalten. Praktisch ist dies jedoch konstruktionsbedingt nicht generell möglich. Es sind aber heute moderne Systeme verfügbar, bei welchen zum Beispiel der aus Polyethylen geformte tibiale Gelenkanteil auf einer Metallplattform so gelagert ist, dass eine Rotation ermöglicht wird (Kienapfel et al. 1991; Reichel, 2003).

Ein großer Vorteil moderner Oberflächenersatzsysteme ist deren Modularität. Verschiedene Prothesengrößen und Polyethylenstärken sowie metallische Unterlegscheiben und Keile sind verfügbar und können kombiniert werden. So ist auf diese Weise auch der späterer Austausch eines abgenutzten Polyethylen-Inlays möglich. Die Implantation dieser Prothesen ist sowohl zementiert als auch zementfrei möglich. Mitte der 90er Jahre waren etwa zwei Drittel aller implantierten Knieendoprothesen vom Typ des ungekoppelten Oberflächenersatzes (Jerosch et al. 1997; Reichel, 2003).

Die Indikation zum ungekoppelten Oberflächenersatz besteht bei bi- oder trikompartimenteller Gonarthrose, wenn der Bandapparat stabil oder stabilisierbar ist. Kontraindikationen bestehen bei hochgradigen Seitenbandinstabilitäten, Insuffizienz des hinteren Kreuzbandes oder des Streckapparates (Reichel, 2003).

1.5.3 Teilweise gekoppelter Totalersatz

Diese Prothesensysteme stellen eine Zwischenlösung von Oberflächenersatz- und Scharnierendoprothesen dar. Sie besitzen im Gegensatz zu den Oberflächenersatzprothesen eine mehr oder weniger ausgeprägte Stabilisierung, sind dabei aber immer noch deutlich weniger als die Scharnierprothesen stabilisiert. Je nach Indikation bzw. vorhandener Insuffizienz des Bandapparates werden verschiedene Typen eingesetzt. Man unterscheidet im Wesentlichen posterior stabilisierte von interkondylär stabilisierten Prothesen, wobei Letztere eine deutlich stärkere Führung und Stabilisierung aufweisen. Konkret geschieht dies bei der interkondylären Stabilisierung durch einen Zapfen auf der tibialen Komponente, um welchen die femurale Komponente gleitet, ohne jedoch die Rotationsbewegung des Gelenkes einzuschränken (Nieder, 1991; Reichel, 2003).

1.5.4 Vollgekoppelter Totalersatz (achsgeführte Totalendoprothesen)

Die Vorgänger der heute verfügbaren achsgeführten Totalendoprothesen waren Scharniergelenke mit nur einem einzigen Freiheitsgrad der Bewegung und starrer lasttragender Achse (Walldius, 1960; Watson et al. 1976). Diese unphysiologische Kinematik bedingt eine starke Belastung der Verankerungsstelle, mit der Folge von hohen Raten an Lockerungen, Infektionen und Brüchen. Heute verfügbare achsgeführte Prothesen, wie das Blauth-Knie, die GSB-Prothese und das Rotationsknie, besitzen wandernde Achsen oder Kompromissachsen im physiologischen Drehpunktbereich, mit entscheidenden mechanischen Vorteilen gegenüber dem alten Prinzip der tragenden Achse. Die axiale Kraftübertragung erfolgt über die Artikulationsflächen der Prothesen. Varus- und Valguskräfte werden von den Kopplungselementen der Prothese aufgenommen. Dies garantiert eine sichere Achsführung, hat aber den Nachteil der hohen Belastung des Prothesengelenks und der Verankerungsflächen zwischen Prothese und Knochen. Eine fehlende oder nur geringgradige Rotationsmöglichkeit des Koppelungsteiles erhöht diese Grenzflächenbelastung zusätzlich. Die notwendige langstielige Verankerung im Knochen und die ausgeprägten interkondylären Knochensubstanzdefekte erschweren eine Korrektur im Revisionsfall erheblich. Achsgeführte Totalendoprothesen wurden Mitte der 90er Jahre in Deutschland mit einem Anteil von etwa 15 Prozent implantiert (Jerosch et al. 1997; Reichel, 2003).

Die Indikation für den achsgeführten Kniegelenksersatz ist heute bei schweren Gonarthrosen mit insuffizientem Bandapparat gegeben, der nicht rekonstruierbar ist. Dies betrifft vor allem hochgradige Achsfehlstellungen (Varus- oder Valgusfehlstellung) sowie anterior-posteriore Subluxationen, wie sie insbesondere bei Rheumatikern vorkommen. Aufgrund der begrenzten Revisionsmöglichkeiten ist die Indikation bei jüngeren Patienten besonders streng zu stellen (Reichel, 2003).

1.5.5 Patellaersatz

Auf den Ersatz der Patellarückfläche wird seit längerem vielfach verzichtet (Rand 1994; Reichel 2003). Es ist bis heute umstritten, ob diese Komponente eingesetzt werden sollte oder nicht; eindeutige Richtlinien existieren in dieser Frage nicht. Bei Patienten mit rheumatoider Arthritis wird der retropatellare Rückflächenersatz allerdings empfohlen (Hsu 2006). Auf die Problematik wird im Rahmen der Diskussion nochmals etwas ausführlicher eingegangen (vgl. Kap. 4.2.6.2).

1.6 Zielsetzung

Knieendoprothesen gehören heute, so wurde bereits erklärt, zu den gut etablierten Verfahren in Medizin. Zahlreiche Studien haben den langfristigen Nutzen belegt. Die meisten Untersuchungen fokussieren allerdings in erster Linie auf die Überlebensdauer der Prothesen; funktionelle, aber auch subjektive Parameter wurden bisher eher selten erfasst. Nur unzureichend untersucht ist bisher der Verlauf im Rahmen einer stationären Rehamaßnahme. Ziel dieser Studie war es deshalb, das Behandlungsergebnis anhand dreier Score-Systeme darzustellen und dabei auch etwaige Zusammenhänge mit den Einflussgrößen Prothesentyp, Fixierungstyp, Patellarückflächenersatz, OP-Indikation und Belastungsschema aufzuzeigen.

2 PATIENTEN UND METHODEN

2.1 Patienten

An dieser Studie nahmen 246 Patienten im Alter zwischen 39 und 87 Jahren teil (69,9 ± 7,9), bei denen eine Kniegelenkprothese implantiert wurde. Die Untersuchungen wurden in der Rehabilitationsklinik Kurköln in Bad Neuenahr-Ahrweiler durchgeführt, nachdem die Patienten dort postoperativ aufgenommen worden waren.

Die Indikation für die Operation war in den meisten Fällen eine Arthrose (n = 229). Bei den übrigen Patienten handelte es sich um eine Wechsel-OP (n = 17).

Bei 224 Patienten war ein Oberflächenersatz durchgeführt worden. Bei den übrigen 22 Patienten wurde eine Scharnierprothese implantiert.

206 Patienten erhielten keinen retropatellaren Ersatz. Bei den übrigen 40 Patienten wurde eine solche Maßnahme durchgeführt.

In den meisten Fällen handelte es sich um zementierte Implantate (n = 203). In nur acht Fällen fand eine nicht-zementierte Implantation statt; bei den übrigen Fällen handelte es sich um Hybride (n = 35).

2.2 Gegenstand der Untersuchung

Gegenstand der Untersuchung war die Evaluierung objektiver und subjektiver Parameter zur Beurteilung des operativen Ergebnisses.

Die Untersuchung der Patienten erfolgte postoperativ, unmittelbar nach Aufnahme in der Rehaklinik sowie unmittelbar vor der Entlassung (in der Regel drei Wochen später).

Zur Beurteilung des Schmerzes kam eine visuelle Analogskala (VAS) zum Einsatz. Das subjektive Operationsergebnis wurde mit dem Weber-Score ermittelt. Zur subjektiv/objektiven Beurteilung wurde der HSS-Score nach Ranawat und Shine verwendet. Es erfolgte ein Vergleich der Befunde bei Aufnahme und Entlassung in Abhängigkeit vom Prothesentyp, vom

Ausführungstyp (zementiert/nicht zementiert/Hybrid), von der OP-Indikation (Wechsel-OP ja/nein), vom retropattelaren Ersatz (ja/nein) und vom Belastungsschema (voll/teil).

In Ergänzung zu den genannten Skalen wurde per Sonografie die Dicke des M. vastus medialis ermittelt, ebenfalls jeweils bei Aufnahme und Entlassung. Die Messungen erfolgten jeweils 10 cm oberhalb des oberen Patellarandes. Wiederum erfolgte ein Vergleich der Ergebnisse (wie oben ausgeführt).

Das Belastungsschema wurde individuell vom Operateur festgelegt. Bei Aufnahme/Entlassung fand bei 45/122 Patienten eine Vollbelastung, bei 107/102 Patienten eine Teilbelastung (4-Punktgang mit 50/100 %) und bei 94/22 Patienten eine Teilbelastung mit 20 kg statt.

2.3 Messinstrumente

2.3.1 HSS-Score

Beim HSS-Score (Hospital for Special Surgery Score) nach Ranawat und Shine handelt es sich um ein Instrument, das speziell für Patienten nach Kniegelenkprothesen-Implantation entwickelt wurde. Es werden bei diesem Test sowohl objektive als auch subjektive Parameter erfasst, wobei das Verhältnis der subjektiven zu den objektiven Items 62 zu 38 Prozent beträgt. Der Test gliedert sich in sechs Subskalen mit unterschiedlicher Gewichtung (Ranawat und Shine, 1973):

- Schmerz (30 Punkte)
- Gelenkfunktion (22 Punkte)
- Beweglichkeit (18 Punkte)
- Muskelkraft (10 Punkte)
- Beugedefizit (10 Punkte)
- Instabilität objektiv (10 Punkte)

Je höher die Gesamtpunktzahl, desto besser ist der Befund. Das maximal erreichbare Ergebnis beträgt 100 Punkte. Die Beurteilung in Abhängigkeit von der Punktzahl ist folgende:

Schmerz (30 Punkte)	Kein Schmerz beim Gehen Leichter Schmerz beim Gehen Moderater Schmerz beim Gehen Starker Schmerz beim Gehen	15 10 5 0
	Kein Ruheschmerz Leichter Ruheschmerz Moderater Ruheschmerz Starker Ruheschmerz	15 10 5 0
Funktion (22 Punkte)	Gehen und Stehen unbegrenzt Gehstrecke 5–10 Häuserblocks und Stehvermögen intermittierend (< ½ Stunde) Gehstrecke 1–5 Häuserblocks und Stehvermögen bis ½ Stunde Gehstrecke < 1 Häuserblock Gehen nicht möglich	12 10 8 4 0
	Treppensteigen ungehindert möglich Treppensteigen nur mit Hilfe möglich	5 2
	Auto ein-/aussteigen problemlos Auto ein-/aussteigen nur mit Hilfe möglich	5 2
Beweglichkeit 18 Punkte)	1 Punkt pro 8-Grad-Beugung	max. 18
Muskelkraft (10 Punkte)	Gut und Quadrizeps unüberwindbar Gut und Quadrizeps überwindbar Mäßig Schlecht	10 8 4 0
Beugedefizit (10 Punkte)	Kein Defizit (> 120 Grad Beugung) 0–4 Grad 5–10 Grad > 10 Grad	10 8 5 0
Instabilität (10 Punkte)	keine leichte (bis 5 Grad) mäßige (6–15 Grad) schwere (> 15 Grad)	10 8 5 0
Summe (max. 100)		0–100
Abzüge	1 Gehstock 1 Unterarmgehstütze 2 Unterarmgehstützen	1 2 3
	Streckdefizit < 5 Grad Streckdefizit < 10 Grad Streckdefizit < 15 Grad	2 3 5
	pro 5 Grad Valgus pro 5 Grad Varus	1 1

Tab. 1: HSS-Score nach Ranawat und Shine.

85–100	sehr gut
70–84	gut
60–69	ausreichend (akzeptabel)
< 60	schlecht

In der Tabelle 1 (S. 24) ist das komplette Schema des HSS-Score dargestellt.

2.3.2 Weber-Score

Beim Weber-Score handelt es sich ebenfalls um einen Test, der speziell für die Beurteilung von Kniegelenkprothesen konzipiert wurde, wobei mit diesem Instrument ausschließlich rein subjektive Parameter erfasst werden. Der Weber-Score schließt folgende fünf Items ein, die zu jeweils 20 Prozent gewichtet werden:

- Schmerzen
- Gehvermögen
- Beweglichkeit
- Korrektur Beinachse
- Stabilität

Je höher die Gesamtpunktzahl ist, desto schlechter ist der subjektive Befund. Das maximal erreichbare Ergebnis beträgt 20 Punkte. Die Beurteilung in Abhängigkeit von der Punktzahl ist folgende:

0–4	sehr gut/gut
4–14	befriedigend
> 14	schlecht

In der folgenden Tabelle 2 ist das komplette Schema des Weber-Score dargestellt (Weber et al. 1985):

Erfolg hinsichtlich der Schmerzen?	Gut Befriedigend Schlecht	0 2 4
Wie würden Sie Ihr Gehvermögen beurteilen?	Gut Befriedigend Schlecht	0 2 4
Wie beurteilen Sie die Beweglichkeit Ihres (Ihrer) operierten Kniegelenks (Kniegelenke)?	Gut Befriedigend Schlecht	0 2 4
Konnte Ihre Kniefehlstellung (gerades Bein) korrigiert werden?	Gut Befriedigend Schlecht	0 2 4
Wie würden Sie die Kniestabilität (Belastungsfähigkeit) beurteilen?	Gut Befriedigend Schlecht	0 2 4

Tab. 2: Weber-Score.

2.3.3 Visuelle Analogskala Schmerz (VAS Schmerz)

Die Visuelle Analogskala (VAS) ist ein semiquantitives Verfahren für die subjektive Messung einer Empfindungsstärke Bei der VAS Schmerz handelt es sich um eine Skala, auf welcher der Patient die Intensität seiner Schmerzen auf einer Strecke zwischen zwei Punkten markiert. Der Abstand zwischen den beiden Punkten beträgt 10 cm. Eine sichtbare Unterteilung der Strecke liegt nicht vor. Der Patient gibt auf dieser Strecke durch eine Markierung die Intensität seiner Schmerzen an. Die Spannweite reicht von „kein Schmerz" (linker Rand) bis „stärkste Schmerzen" (rechter Rand). Bei der Auswertung wird die Strecke ausgemessen. Das Resultat entspricht der Strecke in Zentimeter (Jensen und Karoly, 1992). Die Patientinnen wurden jeweils aufgefordert, die momentane Intensität ihrer Schmerzen anzugeben.

2.4 Statistische Auswertung

Alle Berechnungen wurden mit dem Statistikprogramm SPSS Version 11 durchgeführt (SPSS GmbH, München).

Die Ergebnisse wurden in der Regel als Mittelwert (MW) und Standardabweichung (SD) angegeben. Wo absolute Zahlen dargestellt wurden, findet sich in der Regel auch eine Angabe in Prozent.

Für den Vergleich von Parametern zwischen zwei Gruppen (z. B. Scharnierprothese vs. Oberflächenersatz) wurde der T-Test für unabhängige Stichproben angewandt. Das Konfidenzintervall wurde mit 95 Prozent, das Signifikanzniveau mit 0,05 (2-seitig) festgelegt. Die Gleichheit der Varianzen wurde mit dem Levene-Test überprüft. Dabei wurde eine Homogenität der Varianzen dann angenommen, wenn die Signifikanz dieses Tests größer als 0,25 war. Bei Ergebnissen kleiner 0,05 wurde von inhomogenen Varianzen ausgegangen und die entsprechende Signifikanz des T-Tests gewählt. Für den Bereich dazwischen (0,05 bis 0,25) wurde jeweils die zugehörige schwächere Signifikanz des T-Tests gewählt, um die Sicherheit der Aussage zu erhöhen.

Für den Vergleich zweier Parameter innerhalb einer Gruppe (Parameter X vor vs. Parameter X nach Behandlung) wurde der T-Test für abhängige Stichproben angewandt. Das Konfidenzintervall wurde mit 95 Prozent, das Signifikanzniveau mit 0,05 (2-seitig) festgelegt.

Für den Vergleich von mehr als zwei Merkmalen (z. B. zementiert vs. nicht-zementiert vs. Hybrid) wurde eine einfaktorielle Varianzanalyse (ANOVA) durchgeführt. Die Homogenität der Varianzen wurde hierbei wiederum mit dem Levene-Test überprüft. Sofern sich ein statistisch signifikanter Gruppenunterschied ergeben hatte, wurde ein Post-Hoc-Mehrfachvergleich durchgeführt, entweder nach Bonferoni, bei Homogenität der Varianzen, oder nach Tamhane (T2), bei Inhomogeniät.

Sofern nicht von einer Normalverteilung ausgegangen werden konnte, kam ein Testverfahren für nicht parametrische Daten zum Einsatz (Mann-Whitney-Test bei zwei unabhängigen Stichproben, Wilcoxon-Rang-Test bei zwei verbundenen Stichproben).

In allen Zweifelsfällen kam sowohl ein parametrisches als auch ein nicht parametrisches Verfahren zum Einsatz und es wurde anschließend die jeweils schwächere Signifikanz gewählt, um die Sicherheit der Aussage zu erhöhen.

3 ERGEBNISSE

3.1 Parameter im Einzelnen

3.1.1 Patientenalter

An der Untersuchung nahmen 246 Patienten im Alter zwischen 39 und 87 Jahren teil. Das mittlere Alter der Patienten lag bei 69,9 Jahren (SD 7,9).

Die Altersgruppe der 61 bis 70-jährigen war mit einem Anteil von 41,5 Prozent am häufigsten vertreten, gefolgt von den 71 bis 80-jährigen mit einem Anteil von 39,8 Prozent (Abb. 5).

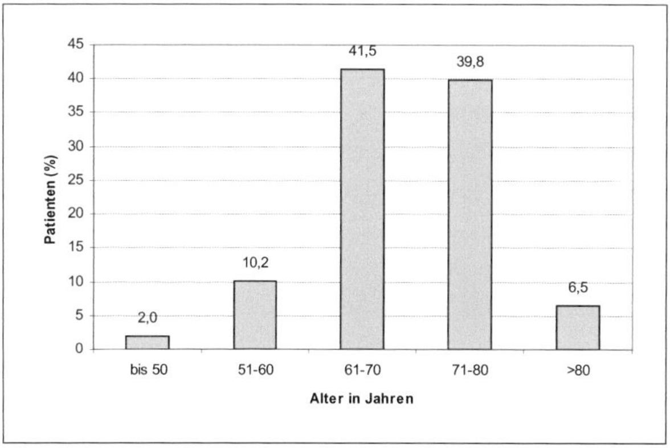

Abb. 5: Altersverteilung der Patienten.

3.1.2 Ruheschmerz (VAS)

Der durchschnittliche Ruheschmerz gemäß der VAS-Schmerz (Visuelle-Analog-Skala) lag zum Zeitpunkt der Aufnahme bei 3,8 (SD 2,7). Im Behandlungsverlauf reduzierte sich das subjektive Schmerzempfinden signifikant um ca. 32 Prozent auf 2,6 (SD 2,1) (Tab. 3).

VAS (Ruhe)	MW	SD	Minimum	Maximum
Bei Aufnahme	3,8*	2,7	0	10
Bei Entlassung	2,6*	2,1	0	9
Differenz	1,2 (31,6 %)	2,1	-5	8

*$p < 0{,}001$

Tab. 3: Ruheschmerz gemäß VAS bei Aufnahme und Entlassung (alle Patienten).

Die meisten Patienten (50 %) wiesen bei Aufnahme keine oder nur geringe Schmerzen auf, wobei sich dieser Patientenanteil zum Ende der Behandlung auf ca. 68 Prozent erhöhte. Entsprechend reduzierte sich im Behandlungsverlauf der Anteil an Patienten mit mittelgradigen und starken bis sehr starken Schmerzen deutlich. Nur noch etwa zwei Prozent der Patienten wiesen bei Entlassung starke bis sehr starke Schmerzen auf, während dieser Anteil bei Aufnahme noch ca. 12 Prozent betragen hatte (Abb. 6).

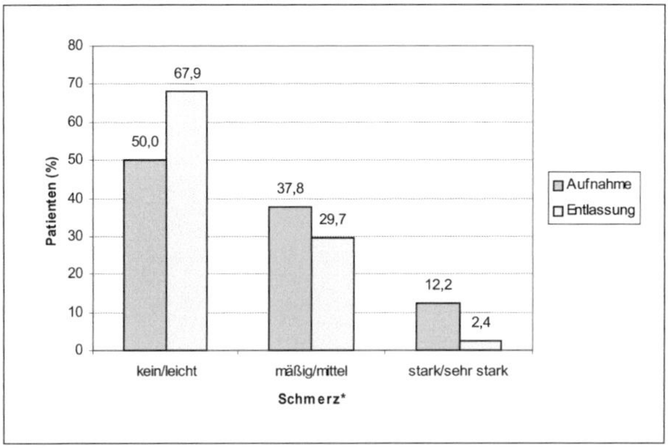

*VAS 0-3 (kein / leicht); VAS 4-7 (mäßig / mittelgradig); VAS 8-10 (stark / sehr stark)

Abb. 6: Ruheschmerz gemäß VAS: Häufigkeitsverteilung nach Schmerzgruppen (Vergleich: Aufnahme vs. Entlassung).

Bei fast 50 Prozent der Patienten war im Behandlungsverlauf eine gute (> 30–50 %) oder sehr gute Schmerzreduktion (> 50 %) zu beobachten. Zu einer Verschlechterung kam es bei knapp 40 Prozent, wobei zu berücksichtigen ist, dass initial 18,7 Prozent der Patienten einen Score von „0“ aufgewiesen hatten, so dass jede minimale Veränderung hier auch zwangsläufig eine Verschlechterung bedeutete (Abb. 7).

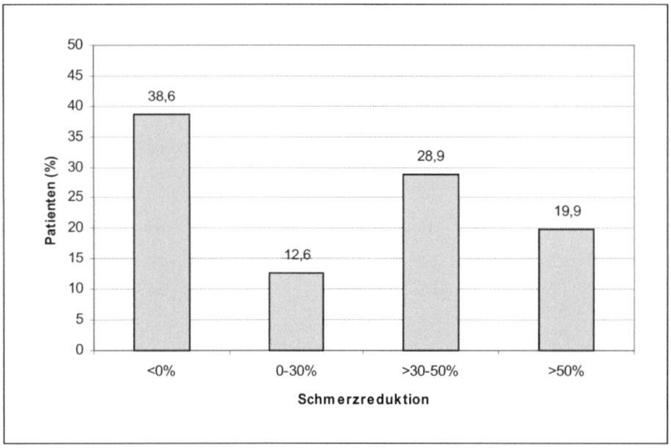

Abb. 7: *Entwicklung des Ruheschmerzes im Behandlungsverlauf (relative Schmerzreduktion: Differenz Schmerz bei Entlassung ./. Schmerz bei Aufnahme in %).*

3.1.3 Belastungsschmerz (VAS)

Der durchschnittliche Belastungsschmerz gemäß der VAS-Schmerz lag zum Zeitpunkt der Aufnahme bei 4,1 (SD 2,7) und dementsprechend nur geringfügig höher als der Ruheschmerz mit einem Score von 3,8. Im Behandlungsverlauf reduzierte sich das subjektive Schmerzempfinden signifikant um

VAS (Belastung)	MW	SD	Minimum	Maximum
Bei Aufnahme	4,1	2,6	0	10
Bei Entlassung	2,7	1,9	0	8
Differenz	1,4* (34,2 %)	2,2	-5	9

*p < 0,001

Tab. 4: Belastungsschmerz gemäß VAS bei Aufnahme und Entlassung (alle Patienten).

ca. 34 Prozent auf 2,7 (SD 1,9). Dies entsprach ebenfalls weitgehend dem Verlauf des Ruheschmerzes (Tab. 4, S. 30).

Die meisten Patienten (45,9 %) wiesen bei Aufnahme keine oder nur geringe Schmerzen auf, wobei sich dieser Patientenanteil zum Ende der Behandlung auf ca. 67 Prozent erhöhte. Entsprechend reduzierte sich im Behandlungsverlauf der Anteil an Patienten mit mittelgradigen und starken bis sehr starken Schmerzen deutlich. Nur noch etwa ein Prozent der Patienten wiesen bei Entlassung starke bis sehr starke Schmerzen auf, während dieser Anteil bei Aufnahme noch ca. 13,2 Prozent betragen hatte (Abb. 8).

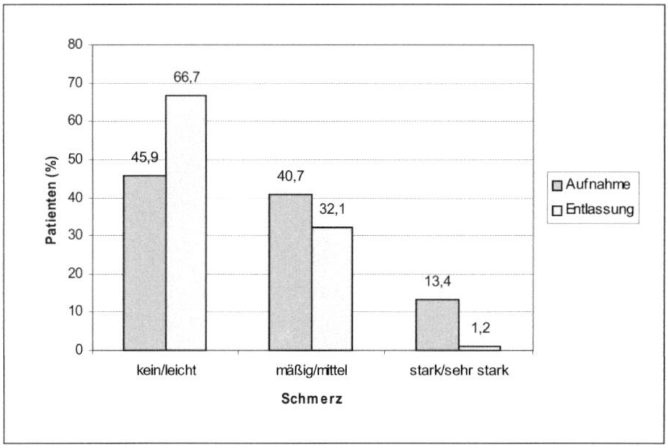

Abb. 8: *Belastungsschmerz gemäß VAS: Häufigkeitsverteilung nach Schmerzgruppen (Vergleich: Aufnahme vs. Entlassung).*

*VAS 0-3 (kein / leicht); VAS 4-7 (mäßig / mittelgradig); VAS 8-10 (stark / sehr stark)

Diese Ergebnisse stimmten weitgehend mit jenen des Ruheschmerzes überein.

Bei ca. 55 Prozent der Patienten war im Behandlungsverlauf eine gute Schmerzreduktion (> 30–50 %) oder sehr gute Schmerzreduktion (> 50 %) zu beobachten. Zu einer Verschlechterung kam es bei knapp 30 Prozent, wobei zu berücksichtigen ist, dass initial 8,1 Prozent der Patienten einen Score von „0" aufgewiesen hatten, so dass jede minimale Veränderung hier auch zwangsläufig eine Verschlechterung bedeutete (Abb. 9, folgende Seite).

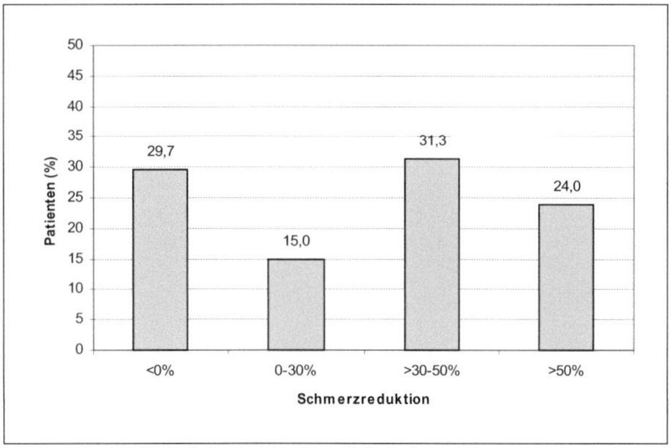

Abb. 9: *Entwicklung des Belastungsschmerzes im Behandlungsverlauf (relative Schmerzreduktion: Differenz Schmerz bei Entlassung/Schmerz bei Aufnahme in %).*

3.1.4 HSS-Score nach Ranawat-Shine

Der durchschnittliche HSS-Score lag zum Zeitpunkt der Aufnahme bei 54,9 (SD 12,4). Im Behandlungsverlauf verbesserte sich der Score signifikant um ca. 24 Prozent auf 68,0 (SD 9,8) (Tab. 5).

HSS-Score	MW	SD	Minimum	Maximum
Bei Aufnahme	54,9*	12,4	23	86
Bei Entlassung	68,0*	9,8	35	90
Differenz	13,1 (23,9 %)	10,1	-16	36

*p < 0,001

Tab. 5: HSS-Score bei Aufnahme und Entlassung (alle Patienten).

Die meisten Patienten (63,4 %) wiesen bei Aufnahme einen schlechten HSS-Score auf, wobei sich dieser Patientenanteil zum Ende der Behandlung auf ca. 20 Prozent reduzierte. Entsprechend erhöhte sich im Behandlungsverlauf der Anteil an Patienten mit gutem und sehr gutem HSS-Score deutlich. Etwa 45 Prozent der Patienten wiesen bei Entlassung einen guten Score auf, während dieser Anteil bei Aufnahme noch bei nur ca. 13 Prozent gelegen hatte (Abb. 10).

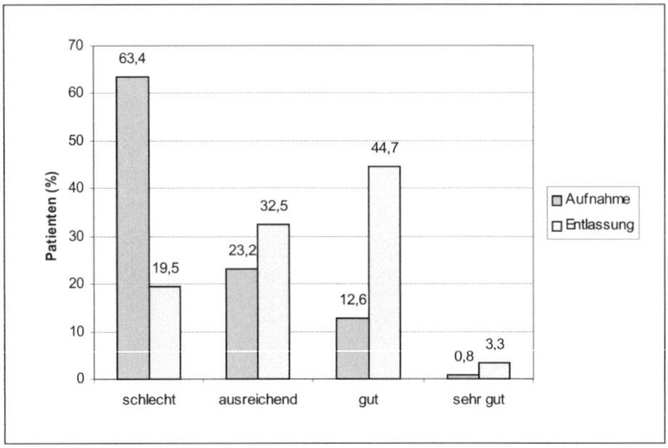

Abb. 10: *HSS-Score: Häufigkeitsverteilung nach Score-Gruppen (Vergleich: Aufnahme vs. Entlassung*

Bei ca. 37 Prozent der Patienten war im Behandlungsverlauf eine gute (> 30–50 %) oder sehr gute (> 50 %) Verbesserung des HSS-Score zu beobachten. Zu einer Verschlechterung kam es bei ca. acht Prozent. Bei den meisten Patienten (55,3 %) wurde eine Verbesserung um bis zu 30 Prozent verzeichnet (Abb. 11).

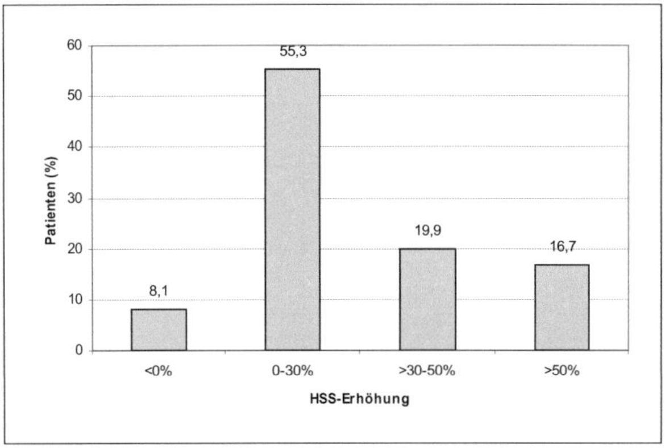

Abb. 11: *Entwicklung des HSS-Score im Behandlungsverlauf (relative Erhöhung: Differenz HSS-Score bei Entlassung/HSS-Score bei Aufnahme in %).*

3.1.5 Weber-Score

Der durchschnittliche Weber-Score lag zum Zeitpunkt der Aufnahme bei 7,9 (SD 1,8). Im Behandlungsverlauf verbesserte sich der Score leicht, jedoch statistisch signifikant, um ca. fünf Prozent auf 8,2 (SD 1,6) (Tab. 6).

Weber-Score	MW	SD	Minimum	Maximum
Bei Aufnahme	7,8*	1,8	3,6	10,0
Bei Entlassung	8,2*	1,6	3,6	10,0
Differenz	0,4 (5,1 %)	1,6	-4,0	4,6

*p < 0,001

Tab. 6: Weber-Score bei Aufnahme und Entlassung (alle Patienten).

Die meisten Patienten (96,7 %) wiesen bei Aufnahme einen befriedigenden Score auf, wobei sich dieser Patientenanteil zum Ende der Behandlung geringfügig auf ca. 99 Prozent erhöhte. Ein schlechter Score fand sich weder zum Beginn noch zum Ende der Behandlung. Ein sehr gutes Ergebnis wiesen nur 3,3 Prozent (Beginn) bzw. 0,8 Prozent (Behandlungsende) auf. Insgesamt waren die Scores bei Behandlungsbeginn und -Ende weitgehend vergleichbar (Abb. 12).

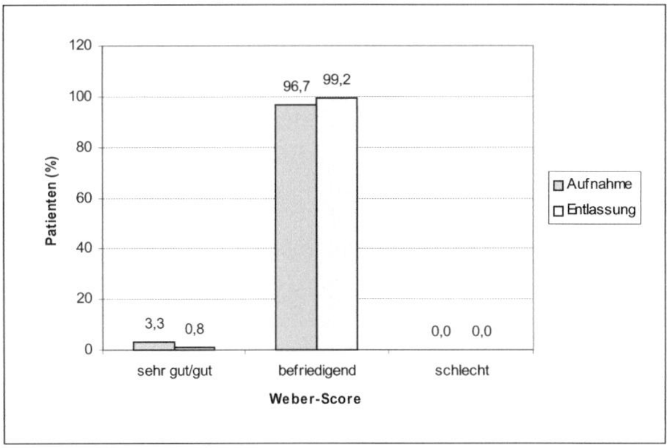

Abb. 12: *Weber-Score: Häufigkeitsverteilung nach Score-Gruppen (Vergleich: Aufnahme vs. Entlassung.*

Nur bei 4,5 Prozent der Patienten war im Behandlungsverlauf eine gute (> 30–50 %) oder sehr gute (> 50 %) Verbesserung des Weber-Score zu beobachten. Zu einer Verschlechterung kam es bei ca. 46 Prozent. Bei knapp 50 Prozent wurde eine Verbesserung um bis zu 30 Prozent verzeichnet

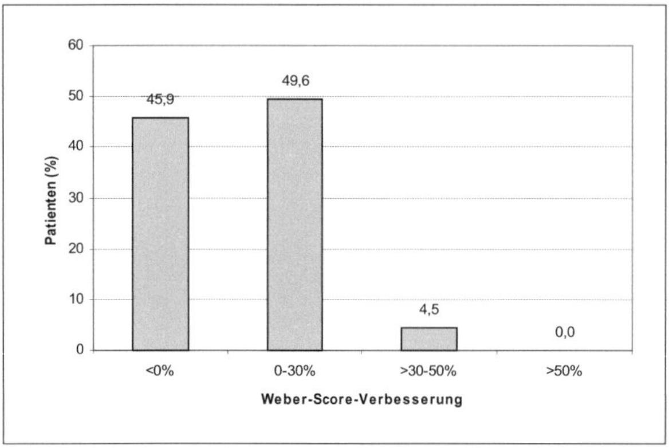

Abb. 13: *Entwicklung des Weber-Score im Behandlungsverlauf (relative Erhöhung: Differenz Weber-Score bei Aufnahme/Weber-Score bei Entlassung in %).*

(Abb. 13). Es ist zu berücksichtigen, dass die Scores bei Aufnahme und Entlassung nur unwesentlich differierten und insofern sowohl relative Verbesserungen, als auch Verschlechterungen, nur eine geringe Aussagekraft haben.

3.1.6 Vastus-medialis-Dicke

Die sonografisch ermittelte Dicke des Vastus-medialis-Muskels differierte nicht statistisch signifikant zwischen Aufnahme und Entlassung (Tab. 7).

Vastus medialis	MW	SD	Minimum	Maximum
Bei Aufnahme	2,17*	0,47	0,74	3,34
Bei Entlassung	2,14*	0,46	1,05	3,37
Differenz	-0,03 (1,4 %)	0,26	-1,15	0,92

*n. s.

Tab. 7: Vastus-medialis-Dicke bei Aufnahme und Entlassung (alle Patienten).

3.2 Parameter in Abhängigkeit therapeutischer Maßnahmen

In den folgenden Abschnitten werden die oben aufgeführten Parameter in Bezug gesetzt zum Prothesentyp (Oberflächenersatz oder Scharnierprothese), zur OP-Form (retropatellarer Ersatz ja/nein), zur OP-Indikation (Primär- oder Wechsel-OP), zur OP-Technik (zementiert/nicht zementiert oder Hybrid) und zum Belastungsschema (Teilbelastung oder Vollbelastung). Es soll gezeigt werden, welchen Einfluss diese therapeutischen Maßnahmen auf Schmerz und physiologische Parameter haben.

3.2.1 Abhängigkeit vom Prothesentyp

Patienten mit Oberflächenersatz wiesen bei Behandlungsbeginn einen deutlich stärkeren Ruheschmerz auf, als Patienten mit Scharnierprothese (3,9 vs. 2,1; p = 0,002). Zum Behandlungsende hin verminderte sich allerdings der Ruheschmerz beim Oberflächenersatz wesentlich deutlicher als bei der Scharnierprothese, nämlich um 30,8 Prozent, so dass bei Entlassung keine statistisch signifikanten Differenzen mehr bestanden (Tab. 8).

	Oberflächenersatz (N = 224)		Scharnierprothese (N = 22)		
Ruheschmerz	MW	SD	MW	SD	Signifikanz
Bei Aufnahme	3,9	2,8	2,1	1,9	p = 0,002
Bei Entlassung	2,7	2,2	2,3	1,6	n. s.
Differenz	1,2 (30,8 %)	2,1	-0,2 (-9,5 %)	2,2	p = 0,008
Signifikanz	p < 0,001		n. s.		

Tab. 8: Ruheschmerz gemäß Schmerzskala bei Aufnahme und Entlassung in Abhängigkeit vom Prothesentyp.

Etwa 86 Prozent der Patienten mit Scharnierprothese wiesen keine oder nur leichte Schmerzen auf, während dies bei den Patienten mit Oberflächenersatz nur etwa halb so viele Patienten waren (45,7 %). Umgekehrt war der Anteil der Patienten mit mittelgradigen bis sehr starken Ruheschmerzen nach Oberflächenersatz-OP deutlich höher als in der Vergleichsgruppe (Abb. 14).

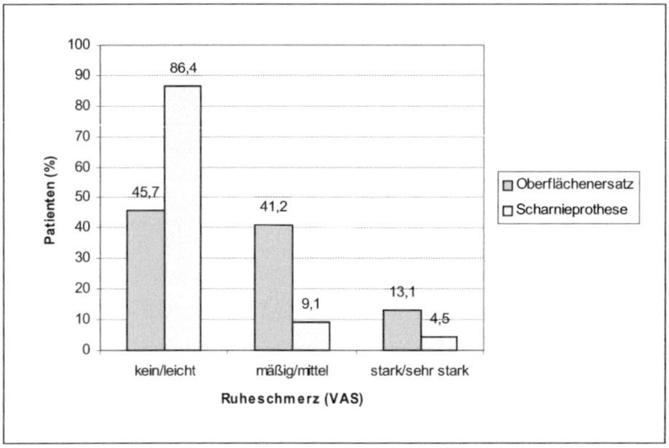

Abb. 14: *Ruheschmerz bei Aufnahme in Abhängigkeit vom Prothesentyp (Häufigkeitsverteilung nach Schweregrad).*

Der Belastungsschmerz bei Aufnahme und Entlassung differierte in Abhängigkeit vom Prothesentyp nicht statistisch signifikant. Bei beiden Typen kam es im Verlauf der Behandlung zu einer vergleichbaren und statistisch

	Oberflächenersatz (N = 224)		Scharnierprothese (N = 22)		
Belastungs-Schmerz	MW	SD	MW	SD	Signifikanz
Bei Aufnahme	4,2	2,5	3,9	2,8	n. s.
Bei Entlassung	2,7	1,9	2,7	2,3	n. s.
Differenz	1,5 (35,7 %)	2,2	1,2 (30,8 %)	1,8	n. s.
Signifikanz	p < 0,001		p = 0,007		

Tab. 9: Belastungsschmerz gemäß Schmerzskala bei Aufnahme und Entlassung in Abhängigkeit vom Prothesentyp.

signifikanten Reduktion des subjektiven Schmerzempfindens bei Belastung um ca. 36 bzw. 31 Prozent (Tab. 9, S. 37).

Wie aufgrund des geringeren Ruheschmerzes zu erwarten war, wiesen Patienten nach Scharnierprothesen-OP die besseren HSS-Scores auf, was unter Anderem auf eine bessere Funktionalität schließen lässt. Sowohl bei Aufnahme als auch bei Entlassung wiesen die Patienten nach Scharnierprothesen-OP günstigere Werte auf. Wengleich sich auch die Scores bei Entlassung etwas angenähert hatten, waren diese bei den Patienten nach Scharnierprothesen-OP mit 76,0 doch noch um ca. 13 Prozent höher als bei der Vergleichsgruppe mit 67,2 [$p < 0{,}001$] (Tab. 10).

	Oberflächenersatz (N = 224)		Scharnierprothese (N = 22)		
HSS-Score	MW	SD	MW	SD	Signifikanz
Bei Aufnahme	53,7	11,6	66,8	13,7	p < 0,001
Bei Entlassung	67,2	9,5	76,0	9,9	p < 0,001
Differenz	13,5 (25,1 %)	10,1	9,2 (13,8 %)	8,3	p = 0,049
Signifikanz	p < 0,001		p < 0,001		

Tab. 10: HSS-Score bei Aufnahme und Entlassung in Abhängigkeit vom Prothesentyp.

Etwa 55 Prozent der Patienten mit Oberflächenersatz-OP wiesen einen schlechten oder nur ausreichenden HSS-Score bei Entlassung auf, während dies bei Scharnierprothesen-OP nur ca. 17 Prozent waren. Umgekehrt fand sich bei ca. 82 Prozent der Patienten nach Scharnierprothesen-OP ein gutes bis sehr gutes Ergebnis, während dies in der Kontrollgruppe lediglich bei einem Patientenanteil von ca. 45 Prozent der Fall war (Abb. 15).
Hinsichtlich des Weber-Scores gab es keine statistisch signifikanten Unterschiede zwischen den beiden Prothesentypen. In beiden Gruppen konnte jedoch im Behandlungsverlauf eine geringfügige und statistisch signifikante Erhöhung bzw. Verschlechterung des Scores um 3,9 bzw. 7,3 Prozent

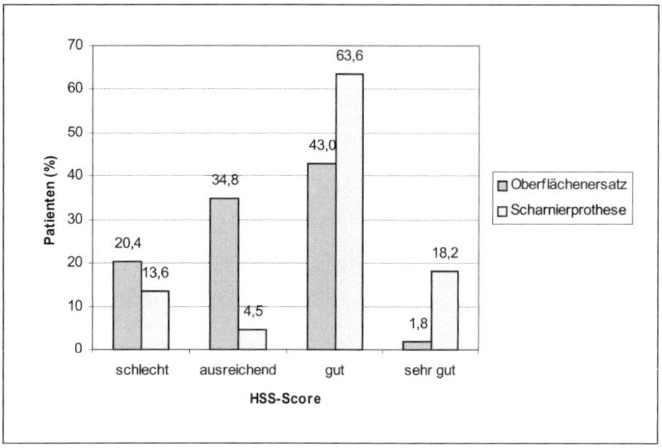

Abb. 15: *HSS-Score bei Entlassung in Abhängigkeit vom Prothesentyp (Häufigkeitsverteilung nach Ansprechrate).*

beobachtet werden. Die Scores lagen mit Werten zwischen 7,8 und 8,8 zu jedem Zeitpunkt noch im befriedigenden Bereich (> 4–14) (Tab. 11).

	Oberflächenersatz (N = 224)		Scharnierprothese (N = 22)		
Weber-Score	MW	SD	MW	SD	Signifikanz
Bei Aufnahme	7,8	1,8	8,2	1,8	n. s.
Bei Entlassung	8,1	1,7	8,8	1,3	n. s.
Differenz	0,3 (3,9 %)	1,6	0,6 (7,3 %)	1,7	n. s.
Signifikanz	p = 0,005		p = 0,022		

Tab. 11: Weber-Score bei Aufnahme und Entlassung in Abhängigkeit vom Prothesentyp.

Weder der Prothesentyp noch der Behandlungsverlauf hatten einen Einfluss auf die Vastus-medialis-Dicke. Die durchschnittlichen Werte bewegten sich in einer geringen Spanne von 2,13 bis 2,20 cm (Tab. 12).

	Oberflächenersatz (N = 224)		Scharnierprothese (N = 22)		
Vastus-medialis-Dicke (in cm)	MW	SD	MW	SD	Signifikanz
Bei Aufnahme	2,16	0,48	2,20	0,43	n. s.
Bei Entlassung	2,14	0,47	2,13	0,41	n. s.
Differenz	-0,02	0,26	-0,07	0,29	n. s.
Signifikanz	n. s.		n. s.		

Tab. 12: Vastus-medialis-Dicke bei Aufnahme und Entlassung in Abhängigkeit vom Prothesentyp.

3.2.2 Abhängigkeit von der OP-Form (retropatellarer Ersatz: ja/nein)

Der Ruheschmerz bei Aufnahme und Entlassung zeigte keine statistisch signifikanten Unterschiede in Abhängigkeit von den beiden Prothesentypen. In beiden Gruppen verminderte sich jedoch der Ruheschmerz zum Behandlungsende hin um 28,9 bzw. 30,6 Prozent [$p < 0,001$] (Tab. 13).

	Retropatellarer Ersatz (N = 40)		Kein retropatellarer Ersatz (N = 206)		
Ruheschmerz	MW	SD	MW	SD	Signifikanz
Bei Aufnahme	4,5	3,0	3,6	2,7	n. s.
Bei Entlassung	3,2	2,5	2,5	2,0	n. s.
Differenz	1,3 (28,9 %)	1,6	1,1 (30,6 %)	2,2	n. s.
Signifikanz	$p < 0,001$		$p < 0,001$		

Tab. 13: Ruheschmerz gemäß Schmerzskala bei Aufnahme und Entlassung in Abhängigkeit vom retropatellaren Ersatz.

Der Belastungsschmerz war bei Aufnahme in der Gruppe mit retropatellarem Ersatz stärker als in der Vergleichsgruppe (5,0 vs 4,0; p = 0,032). Bei Entlassung hatten sich die Werte allerdings weitgehend angeglichen, so dass weder klinisch relevante noch statistisch signifikante Differenzen vorlagen. In beiden Gruppen konnte im Behandlungsverlauf eine deutliche Reduktion des Ruheschmerzes um 44,0 bzw. 32,5 Prozent beobachtet werden (Tab. 14).

	Retropatellarer Ersatz (N = 40)		Kein retropatellarer Ersatz (N = 206)		
Belastungsschmerz	MW	SD	MW	SD	Signifikanz
Bei Aufnahme	5,0	2,8	4,0	2,5	p = 0,032
Bei Entlassung	2,8	2,2	2,7	1,8	n. s.
Differenz	2,2 (44,0 %)	2,4	1,3 (32,5 %)	2,1	p = 0,010
Signifikanz	p < 0,001		p < 0,001		

Tab. 14: Belastungsschmerz gemäß Schmerzskala bei Aufnahme und Entlassung in Abhängigkeit vom retropatellaren Ersatz.

Der Patientenanteil mit nur leichten bis mittelgradigen Belastungsschmerzen bei Aufnahme war in der Gruppe ohne retropatellaren Ersatz etwas größer als in der Vergleichsgruppe. Umgekehrt lag der Anteil mit starken bis sehr starken Schmerzen nach retropatellarem Ersatz mit 25 Prozent deutlich höher als in der Kontrollgruppe mit 11,2 Prozent (Abb. 16).

Patienten ohne retropatellaren Ersatz wiesen bei Aufnahme geringfügig höhere HSS-Scores auf, als Patienten mit retropatellarem Ersatz. Bei Entlassung glichen sich die Scores jedoch weitgehend an und zeigten keine statistisch signifikanten Differenzen mehr. In beiden Gruppen verbesserte sich der HSS-Score zum Behandlungsende hin um 31,6 bzw. 22,4 Prozent (Tab. 15).

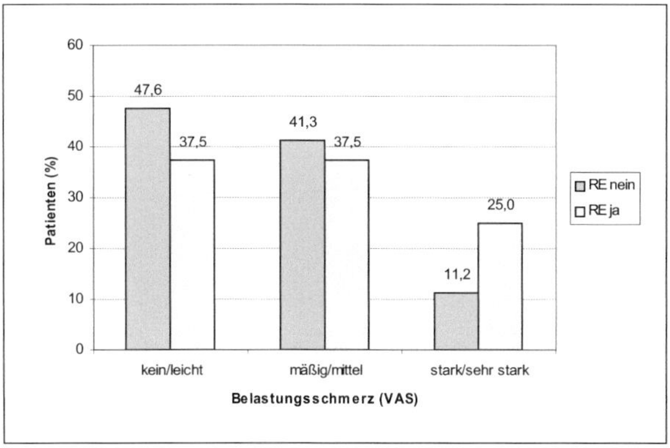

Abb. 16: *Belastungsschmerz bei Aufnahme in Abhängigkeit vom retropatellaren Ersatz (Häufigkeitsverteilung nach Schmerzgrad).*

	Retropatellarer Ersatz (N = 40)		Kein retropatellarer Ersatz (N = 206)		
HSS-Score	MW	SD	MW	SD	Signifikanz
Bei Aufnahme	51,0	12,7	55,7	12,2	p = 0,025
Bei Entlassung	67,1	11,0	68,2	9,6	n. s.
Differenz	16,1 (31,6 %)	8,9	12,5 (22,4 %)	10,2	p = 0,036
Signifikanz	p < 0,001		p < 0,001		

Tab. 15: HSS-Score bei Aufnahme und Entlassung in Abhängigkeit vom retropatellaren Ersatz.

Hinsichtlich des Weber-Scores hatten sich keine signifikanten Unterschiede zwischen den beiden Methoden (retropatellarer Ersatz: ja/nein) ergeben. Zum Behandlungsende hin war es in beiden Gruppen zu einer geringfügigen, statistisch signifikanten, Verschlechterung von 6,7 bzw. 3,8 Prozent gekommen (Tab. 16).

	Retropatellarer Ersatz (N = 40)		Kein retropatellarer Ersatz (N = 206)		
Weber-Score	MW	SD	MW	SD	Signifikanz
Bei Aufnahme	7,5	2,0	7,9	1,8	n. s.
Bei Entlassung	8,0	1,7	8,2	1,6	n. s.
Differenz	0,5 (6,7 %)	1,5	0,3 (3,8 %)	1,6	n. s.
Signifikanz	p = 0,009		p = 0,047		

Tab. 16: Weber-Score bei Aufnahme und Entlassung in Abhängigkeit vom retropatellaren Ersatz.

Weder die OP-Form, noch der Behandlungsverlauf hatten einen Einfluss auf die Vastus-medialis-Dicke. Die durchschnittlichen Werte bewegten sich innerhalb einer geringen Spanne von 2,14 bis 2,17 cm (Tab. 17).

	Retropatellarer Ersatz (N = 40)		Kein retropatellarer Ersatz (N = 206)		
Vastus-medialis-Dicke (in cm)	MW	SD	MW	SD	Signifikanz
Bei Aufnahme	2,17	0,55	2,17	0,46	n. s.
Bei Entlassung	2,16	0,43	2,14	0,47	n. s.
Differenz	-0,01	0,34	-0,30	0,25	n. s.
Signifikanz	n. s.		n. s.		

Tab. 17: Vastus-medialis-Dicke bei Aufnahme und Entlassung in Abhängigkeit vom retropatellaren Ersatz.

3.2.3 Abhängigkeit von der OP-Indikation (Primär- oder Wechsel-OP)

Patienten nach Wechsel-OP wiesen sowohl bei Aufnahme, als auch bei Entlassung stärkere Ruheschmerzen auf, wobei der Unterschied lediglich bei Entlassung statistisch signifikant war (2,6 vs. 3,7; p = 0,031). Wiederum konnte auch hier zum Behandlungsende hin eine Reduktion des Schmerzes verzeichnet werden, nämlich um 29,7 bzw. 17,8 Prozent. In der Wechsel-OP-Gruppe war diese Verminderung allerdings statistisch nicht signifikant (Tab. 18).

	Arthrose (Primär-OP) (N = 229)		Wechsel-OP (N = 17)		
Ruheschmerz	MW	SD	MW	SD	Signifikanz
Bei Aufnahme	3,7	2,7	4,5	2,5	n. s.
Bei Entlassung	2,6	2,1	3,7	1,9	p = 0,031
Differenz	1,1 (29,7 %)	2,2	0,8 (17,8 %)	1,9	n. s.
Signifikanz	p < 0,001		n. s.		

Tab. 18: Ruheschmerz gemäß Schmerzskala bei Aufnahme und Entlassung in Abhängigkeit von der Operationsindikation.

Der Anteil der Patienten mit Ruheschmerzen am Behandlungsende war in der Gruppe nach Primär-OP etwas höher als in der Kontrollgruppe (68,7 vs. 58,8 %). Umgekehrt war in der Gruppe nach Wechsel-OP der Patientenanteil mit mittelgradigen Schmerzen höher (41,2 vs. 28,6 %) (Abb. 17). Hinsichtlich des Belastungsschmerzes hatten sich keine signifikanten Unterschiede zwischen den beiden OP-Indikationen ergeben. Zum Behandlungsende hin war in beiden Gruppen eine signifikante Schmerzreduktion um 34,1 bzw. 42,4 Prozent zu beobachten (Tab. 19).

	Arthrose (N = 229)		Wechsel-OP (N = 17)		
Belastungsschmerz	MW	SD	MW	SD	Signifikanz
Bei Aufnahme	4,1	2,5	4,5	3,0	n. s.
Bei Entlassung	2,7	1,9	2,6	2,3	n. s.
Differenz	1,4 (34,1 %)	2,1	1,9 (42,2 %)	3,1	n. s.
Signifikanz	p < 0,001		p = 0,015		

Tab. 19: Belastungsschmerz gemäß Schmerzskala bei Aufnahme und Entlassung in Abhängigkeit von der Operationsindikation.

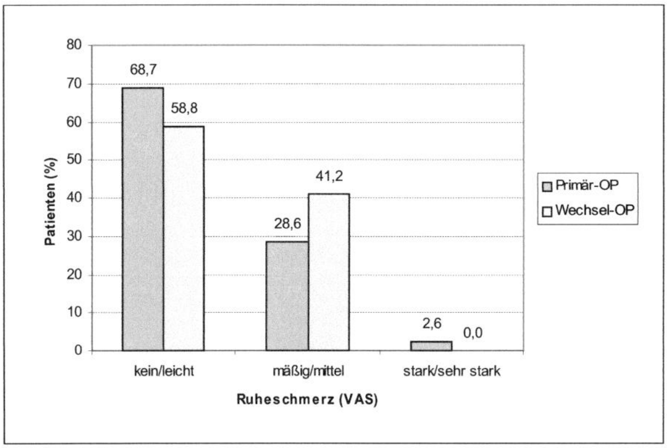

Abb. 17: *Ruheschmerz bei Behandlungsende in Abhängigkeit von der Indikation (Häufigkeitsverteilung nach Schmerzgrad).*

Hinsichtlich des HSS-Scores hatten sich ebenfalls keine signifikanten Unterschiede zwischen den beiden OP-Indikationen ergeben. Zum Behandlungsende hin war wiederum in beiden Gruppen eine signifikante Schmerzreduktion zu beobachten, nämlich um 24,3 bzw. 18,7 Prozent (Tab. 20).

	Arthrose (N = 229)		Wechsel-OP (N = 17)		
HSS-Score	MW	SD	MW	SD	Signifikanz
Bei Aufnahme	54,8	12,0	57,2	15,9	n. s.
Bei Entlassung	68,1	9,3	67,9	15,2	n. s.
Differenz	13,3 (24,3 %)	10,1	10,7 (18,7 %)	10,5	n. s.
Signifikanz	$p < 0{,}001$		$p < 0{,}001$		

Tab. 20: HSS-Score bei Aufnahme und Entlassung in Abhängigkeit von der OP-Indikation.

Auch hinsichtlich des Weber-Scores hatten sich keine signifikanten Unterschiede zwischen den beiden OP-Indikationen ergeben. In beiden Gruppen war eine geringfügige Verschlechterung des Scores um 3,8 bzw. 1,2 Prozent zu beobachten, wobei dies Differenz nur in der Primär-OP-Gruppe statistische Signifikanz erreichte (Tab. 21).

	Arthrose (N = 229)		Wechsel-OP (N = 17)		
Weber-Score	MW	SD	MW	SD	Signifikanz
Bei Aufnahme	7,8	1,8	8,5	1,4	n. s.
Bei Entlassung	8,1	1,7	8,6	1,5	n. s.
Differenz	0,3 (3,8 %)	1,6	0,1 (1,2 %)	1,4	n. s.
Signifikanz	$p = 0{,}002$		n. s.		

Tab. 21: Weber-Score bei Aufnahme und Entlassung in Abhängigkeit vom der OP-Indikation.

Wiederum hatten weder die OP-Indikation, noch der Behandlungsverlauf, einen Einfluss auf die Vastus-medialis-Dicke. Die durchschnittlichen Werte bewegten sich innerhalb einer geringen Spanne von 2,13 bis 2,29 cm (Tab. 22).

	Arthrose (N = 229)		Wechsel-OP (N = 17)		
Vastus-medialis-Dicke (in cm)	MW	SD	MW	SD	Signifikanz
Bei Aufnahme	2,16	0,48	2,29	0,42	n. s.
Bei Entlassung	2,13	0,47	2,26	0,35	n. s.
Differenz	-0,03	0,27	-0,03	0,24	n. s.
Signifikanz	n. s.		n. s.		

Tab. 22: Vastus-medialis-Dicke bei Aufnahme und Entlassung in Abhängigkeit von der OP-Indikation.

3.2.4 Abhängigkeit von der Fixierung

Als Ausführungstypen kamen der zementierte und der nicht-zementierte Gelenkersatz sowie Hybride zum Einsatz. Bei fast allen Patienten (N = 203 von 246) wurden zementierte Typen verwendet. Nicht-zementierte Typen kamen nur bei acht Patienten zum Einsatz, so dass statistisch signifikanten Unterschiede zwischen diesen beiden Gruppen nur bei sehr großen Differenzen zu erwarten waren.

Hinsichtlich des Ruheschmerzes ergaben sich keine klinisch relevanten oder statistisch signifikanten Unterschiede in Abhängigkeit von den drei Ausführungstypen (1 = zementiert; 2 = nicht-zementiert; 3 = Hybrid). Zum Behandlungsende hin war es bei allen drei Ausführungen zu einer signifikanten Verminderung des Ruheschmerzes gekommen, die in der ersten Gruppe immerhin 60 Prozent betragen hatte. Hier war allerdings der Schmerz initial auch am höchsten gewesen (Tab. 23).

	(1) Nicht zement. (N=8)		(2) Zementiert (N=203)		(3) Hybrid (N=35)		
Ruheschmerz	MW	SD	MW	SD	MW	SD	Signifikanz
Bei Aufnahme	4,5	3,0	3,7	2,7	3,9	2,6	n. s.
Bei Entlassung	1,8	1,7	2,7	2,1	2,5	2,0	n. s.
Differenz	2,7 (60,0 %)	2,4	1,0 (27,0 %)	2,1	1,4 (35,9 %)	2,2	n. s.
Signifikanz	p=0,014		p<0,001		p=0,001		

Tab. 23: Ruheschmerz bei Aufnahme und Entlassung in Abhängigkeit vom Ausführungstyp.

Hinsichtlich des Belastungsschmerzes konnten ebenfalls keine statistisch signifikanten Unterschiede zwischen des drei Ausführungstypen festgestellt werden. Wiederum konnte allerdings zum Behandlungsende hin eine signifikante Schmerzreduktion beobachtet hatte, die in der Gruppe 1 mit 64,2 Prozent am stärksten ausgeprägt war. Allerdings war auch hier der Schmerz in Gruppe 1 initial am stärksten gewesen (Tab. 24).

	(1) Nicht zement. (N=8)		(2) Zementiert (N=203)		(3) Hybrid (N=35)		
Belastungsschmerz	MW	SD	MW	SD	MW	SD	Signifikanz
Bei Aufnahme	5,3	2,9	4,2	2,6	3,6	2,3	n. s.
Bei Entlassung	1,9	1,3	2,8	1,9	2,7	2,0	n. s.
Differenz	3,4 (64,2 %)	2,7	1,4 (33,3 %)	2,1	0,9 (25,0 %)	2,2	a.) p=0,038 b.) p=0,008
Signifikanz	p=0,009		p<0,001		p=0,028		

a.) (1) vs. (2) b.) (1) vs. (3) c.) (2) vs. (3)

Tab. 24: Belastungsschmerz bei Aufnahme und Entlassung in Abhängigkeit vom Ausführungstyp.

Der HSS-Score zeigte ebenfalls keine statistisch signifikanten Differenzen in Abhängigkeit vom Ausführungstyp. Wiederum besserte sich jedoch der Score zum Behandlungsende hin in allen drei Gruppen signifikant. Außerdem war auch die Besserung in Gruppe 1 (nicht-zementiert) mit 49,2 Prozent wieder deutlich ausgeprägter als in den anderen beiden Gruppen mit 23,0 bzw. 24,1 Prozent. Einschränkend gilt jedoch, dass in Gruppe 1 initial der niedrigste und somit schlechteste Score vorlag. Insgesamt hatten sich bei Entlassung die Scores in den drei Gruppen weitgehend angeglichen (Tab. 25).

	(1) Nicht zement. (N = 8)		(2) Zementiert (N = 203)		(3) Hybrid (N = 35)		
HSS-Score	MW	SD	MW	SD	MW	SD	Signifikanz
Bei Aufnahme	46,5	13,6	55,2	12,9	55,3	7,4	n. s.
Bei Entlassung	69,4	7,5	67,9	10,0	68,5	9,2	n. s.
Differenz	22,9 (49,2 %)	11,0	12,7 (23,0 %)	10,2	13,3 (24,1 %)	7,8	a.) p = 0,014 b.) p = 0,042
Signifikanz	p = 0,001		p < 0,001		p < 0,001		

a.) (1) vs. (2) b.) (1) vs. (3) c.) (2) vs. (3)

Tab. 25: HSS-Score bei Aufnahme und Entlassung in Abhängigkeit vom Ausführungstyp.

Der Weber-Score war in der Gruppe 2 (zementiert) statistisch signifikant höher als in der Gruppe 3 (Hybrid), wobei die Differenz eher gering war (8,3 vs. 7,5; p = 0,037). Weitere signifikante Differenzen zwischen den Gruppen konnten nicht gezeigt werden. Zum Behandlungsende hin konnte nur in der Gruppe 2 eine statistisch signifikante Erhöhung (Verschlechterung) des Scores beobachtet werden, wobei die Differenz mit 5,1 Prozent ebenfalls eher gering war. Insgesamt variierten die Scores zwischen den drei Gruppen nur gering, nämlich zwischen 7,5 und 8,3 (Tab. 26).

	(1) Nicht zement. (N = 8)		(2) Zementiert (N = 203)		(3) Hybrid (N = 35)		
Weber-Score	MW	SD	MW	SD	MW	SD	Signifikanz
Bei Aufnahme	7,7	1,9	7,9	1,8	7,4	2,1	n. s.
Bei Entlassung	8,0	1,6	8,3	1,6	7,5	1,8	c.) p = 0,037
Differenz	0,3	1,9	0,4 (5,1 %)	1,5	0,1	1,8	n. s.
Signifikanz	n. s.		p < 0,001		n. s.		

a.) (1) vs. (2) b.) (1) vs. (3) c.) (2) vs. (3)

Tab. 26: Weber-Score bei Aufnahme und Entlassung in Abhängigkeit vom Ausführungstyp.

Auf die Vastus-medialis-Dicke hatten die drei Ausführungstypen ebenfalls keinen signifikanten Einfluss. Die geringfügige Verminderung innerhalb der drei Gruppen zum Behandlungsende hin scheint klinisch eher irrelevant (Tab. 27).

	(1) Nicht zement. (N = 8)		(2) Zementiert (N = 203)		(3) Hybrid (N = 35)		
Vastus-medialis-Dicke	MW	SD	MW	SD	MW	SD	Signifikanz
Bei Aufnahme	1,84	0,35	2,17	0,48	2,20	0,43	n. s.
Bei Entlassung	1,77	0,35	2,16	0,45	2,11	0,53	n. s.
Differenz	-0,07 (3,8 %)	0,02	-0,01	0,27	-0,09 (4,1 %)	0,25	n. s.
Signifikanz	p < 0,001		n. s.		p = 0,040		

a.) (1) vs. (2) b.) (1) vs. (3) c.) (2) vs. (3)

Tab. 27: Vastus-medialis-Dicke bei Aufnahme und Entlassung in Abhängigkeit vom Ausführungstyp.

3.2.5 Abhängigkeit vom Belastungsschema

Alle Patienten wurden zu Beginn und Ende durch den Operateur einem von drei Belastungsschemata zugeordnet, nämlich Teilbelastung mit 20 kg (Gruppe 1), Teilbelastung durch 4-Punkte-Gang (4PG) (Gruppe 2) und Vollbelastung (Gruppe 3). Im Folgenden wurden wieder alle Parameter (Schmerz, Funktionalität etc.) in Abhängigkeit von diesen drei Belastungsschemata untersucht. Dabei wurden die Parameter sowohl mit dem Belastungsschema bei Aufnahme als auch mit jenem bei Behandlungsende verglichen.

Der Ruheschmerz sowohl bei Aufnahme als auch bei Behandlungsende zeigte keinerlei Abhängigkeit vom Belastungsschema. Unabhängig von der Belastung bei Aufnahme und bei Behandlungsende konnten keine statistisch signifikanten Differenzen zwischen den drei Belastungsschemata gezeigt werden. Bei allen drei Schemata konnte jedoch eine signifikante Verminderung des Ruheschmerzes zum Behandlungsende hin beobachtet werden [$p < 0{,}001$], die zwischen 23,5 und 33,3 Prozent variierte (Tab. 28 und Tab. 29).

	(1) 20 kg (N = 94)		(2) 4PG (N = 107)		(3) Vollbelastung (N = 45)		
Ruheschmerz	MW	SD	MW	SD	MW	SD	Signifikanz
Bei Aufnahme	4,0	2,6	3,3	2,7	4,2	2,9	n. s.
Bei Entlassung	2,7	2,1	2,5	2,3	2,8	1,6	n. s.
Differenz	1,3 (23,5 %)	1,9	0,8 (24,2 %)	2,4	1,4 (33,3 %)	1,9	n. s.
Signifikanz	$p < 0{,}001$		$p < 0{,}001$		$p < 0{,}001$		

Tab. 28: Ruheschmerz bei Aufnahme und Entlassung in Abhängigkeit vom Belastungsschema bei Aufnahme.

	(1) 20 kg (N = 22)		(2) 4PG (N = 102)		(3) Vollbelastung (N = 122)		
Ruheschmerz	MW	SD	MW	SD	MW	SD	Signifikanz
Bei Aufnahme	4,2	2,9	3,5	2,6	3,9	2,8	n. s.
Bei Entlassung	3,1	2,1	2,4	2,1	2,7	2,1	n. s.
Differenz	1,1 (26,2 %)	2,2	1,1 (31,4 %)	2,1	1,2 (30,8 %)	2,2	n. s.
Signifikanz	$p = 0,025$		$p < 0,001$		$p < 0,001$		

Tab. 29: Ruheschmerz bei Aufnahme und Entlassung in Abhängigkeit vom Belastungsschema bei Entlassung.

Den geringsten Belastungsschmerz in Bezug zum Belastungsschema bei Aufnahme wiesen die Patienten mit 4PG auf. Der Schmerz lag in dieser Gruppe bei Behandlungsbeginn mit einem Score von 3,2 deutlich unterhalb der anderen beiden Gruppen (20 kg: 4,6 bzw. Vollbelastung: 5,3; $p < 0,001$).

	(1) 20 kg (N = 94)		(2) 4PG (N = 107)		(3) Vollbelastung (N = 45)		
Belastungsschmerz	MW	SD	MW	SD	MW	SD	Signifikanz
Bei Aufnahme	4,6	2,4	3,2	2,4	5,3	2,5	a.) $p < 0,001$ c.) $p < 0,001$
Bei Entlassung	2,9	1,8	2,3	2,0	3,3	1,7	c.) $p = 0,011$
Differenz	1,7 (37,0 %)	2,3	0,9 (28,1)	1,8	2,0 (37,7 %)	2,4	a.) $p = 0,049$ c.) $p = 0,010$
Signifikanz	$p < 0,001$		$p < 0,001$		$p < 0,001$		

a.) (1) vs. (2) b.) (1) vs. (3) c.) (2) vs. (3)

Tab. 30: Belastungsschmerz bei Aufnahme und Entlassung in Abhängigkeit vom Belastungsschema bei Aufnahme.

Bei Entlassung hatte sich in allen drei Gruppen der Belastungsschmerz signifikant reduziert, und zwar um etwa 37 Prozent in Gruppe 1 und 3 sowie um ca. 28 Prozent in Gruppe 2 (4PG). Obgleich die Schmerzreduktion in Gruppe 2 am geringsten ausgeprägt war, war der Belastungsschmerz bei Behandlungsende hier noch immer am geringsten. Es konnte festgestellt werden, dass vor allem im Vergleich mit der Vollbelastung die 4PG-Gruppe einen deutlich geringeren Belastungsschmerz aufwies (Tab. 30, S. 52).

Inwiefern die Patienten mit dem mittleren Belastungsschema (4PG bzw. Gruppe 2) die geringsten Belastungsschmerzen aufwiesen ist in den folgenden beiden Abbildungen nochmals deskriptiv veranschaulicht. Etwa 63 Prozent der Gruppe 2 wiesen bei Aufnahme keine oder nur leichte Belastungsschmerzen auf; in den anderen beiden Gruppen waren dies jeweils ca. 33 Prozent nur etwa halb so viele Patienten. Umgekehrt war der Anteil der Patienten mit mittelgradigen Belastungsschmerzen in diesen beiden Gruppen deutlich höher als in der 4PG-Gruppe (Abb. 18).

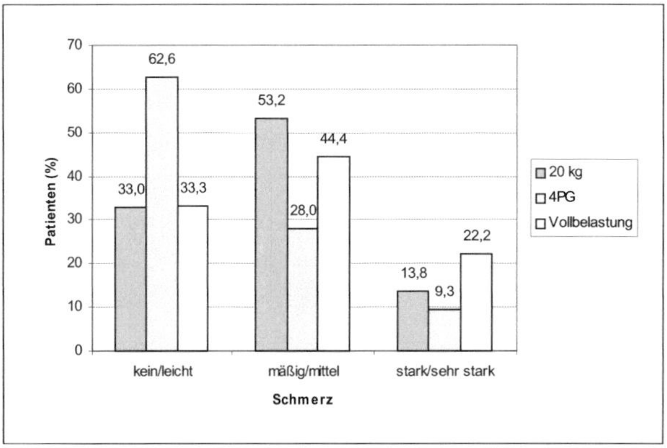

Abb. 18: *Belastungsschmerz bei Aufnahme in Abhängigkeit Belastungsschema bei Aufnahme (Häufigkeitsverteilung nach Schmerzgrad).*

Zum Behandlungsende hin erhöhte sich der Anteil der Patienten mit keinen bzw. nur leichten Schmerzen in Gruppe 1 und 2 deutlich (59,6 bzw. 57,8 %), jedoch war der Anteil in Gruppe 2 (4PG) mit 76,6 Prozent immer noch deutlich höher (Abb. 19, folgende Seite).

Der Belastungsschmerz bei Aufnahme und Entlassung war im Wesentlichen von den drei Belastungsschemata bei Entlassung unabhängig. Statistisch signifikante Differenzen hatten sich nicht ergeben, wobei allerdings wiederum die 4PG-Gruppe die geringsten Schmerz-Scores aufwies. Auch

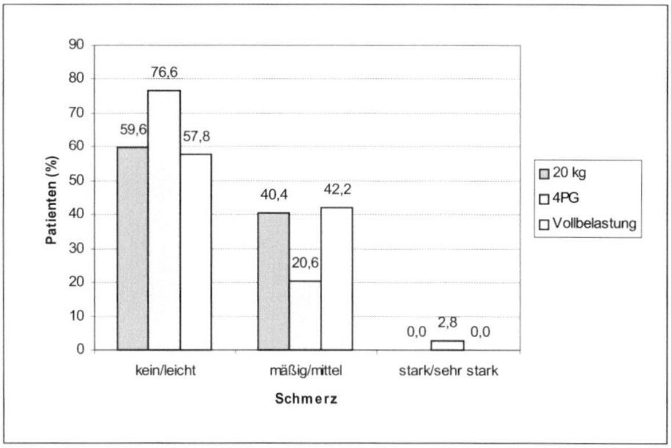

Abb. 19: *Belastungsschmerz bei Entlassung in Abhängigkeit Belastungsschema bei Aufnahme (Häufigkeitsverteilung nach Schmerzgrad).*

reduzierte sich in allen drei Gruppen der Schmerz zum Ende der Behandlung hin wieder signifikant um 28,9 bis 36,4 Prozent (Tab. 31).

	(1) 20 kg (N = 22)		(2) 4PG (N = 102)		(3) Vollbelastung (N = 122)		
Belastungs-schmerz	MW	SD	MW	SD	MW	SD	Signifikanz
Bei Aufnahme	4,5	2,8	3,8	2,4	4,4	2,6	n. s.
Bei Entlassung	3,2	2,3	2,5	1,8	2,8	1,9	n. s.
Differenz	1,3 (28,9 %)	3,3	1,3 (34,2 %)	1,9	1,6 (36,4 %)	2,1	n. s.
Signifikanz	p = 0,094		p < 0,001		p < 0,001		

Tab. 31: Belastungsschmerz bei Aufnahme und Entlassung in Abhängigkeit vom Belastungsschema bei Entlassung.

Der HSS-Score zeigte keine Abhängigkeit vom Belastungsschema bei Aufnahme. Lediglich war wieder in allen drei Gruppen eine signifikante Erhöhung (Verbesserung) des Scores zum Behandlungsende hin um 21,9 bis 28,7 Prozent zu verzeichnen (Tab. 32, folgende Seite).

	(1) 20 kg (N=94)		(2) 4PG (N=107)		(3) Vollbelastung (N=45)		
HSS-Score	MW	SD	MW	SD	MW	SD	Signifikanz
Bei Aufnahme	53,8	11,0	57,1	13,6	52,2	11,0	n. s.
Bei Entlassung	66,6	9,3	69,6	10,6	67,2	8,5	n. s.
Differenz	12,8 (23,8 %)	9,8	12,5 (21,9 %)	10,3	15,0 (28,7 %)	9,9	n. s.
Signifikanz	p<0,001		p<0,001		p<0,001		

Tab. 32: HSS-Score bei Aufnahme und Entlassung in Abhängigkeit vom Belastungsschema bei Aufnahme.

Während der HSS-Score keine Abhängigkeit vom Belastungsschema bei Aufnahme zeigte, konnte in Bezug auf das Belastungsschema bei Behandlungsende ein Zusammenhang gezeigt werden. Bei Entlassung wiesen jene Patienten, die bei Behandlungsende dem geringsten Belastungsschema (20 kg) unterzogen worden waren, die schlechtesten HSS-Scores auf, und zwar statistisch signifikant sowohl im Vergleich mit Gruppe 2 als auch mit Gruppe 3 (61,3 vs. 67,2 bzw. 69,9). Wiederum verbesserten sich in allen drei Belastungsgruppen die Scores zum Ende der Behandlung hin signifikant; am schwächsten in Gruppe 1 (20 kg) mit 15,4 Prozent und am stärksten in Gruppe 3 (Vollbelastung) mit 27,1 Prozent (Tab. 33, folgende Seite).

Aus der folgenden Abbildung wird ersichtlich, dass der Anteil der Patienten mit einem schlechten bzw. nur ausreichenden HSS-Score-Ergebnis in der Gruppe 1 (20 kg) größer war, als in den beiden anderen Gruppen. Vor allem im Vergleich mit der Gruppe 3 (Vollbelastung) ergaben sich deutliche Differenzen. Umgekehrt wiesen in der Gruppe 3 ca. 55 Prozent der Patienten ein gutes Ergebnis auf, währenddessen dies in Gruppe 1 nur ca. 18 Prozent waren (Abb. 20. folgende Seite).

In Abhängigkeit vom Belastungsschema bei Aufnahme wies die Gruppe 2 (4PG) sowohl bei Aufnahme, als auch bei Behandlungsende, den höchsten durchschnittlichen Weber-Score und somit das beste Ergebnis auf. Die Differenzen waren sowohl im Vergleich mit Gruppe 1, als auch mit Gruppe 3

	(1) 20 kg (N = 22)		(2) 4PG (N = 102)		(3) Vollbelastung (N = 122)		
HSS-Score	MW	SD	MW	SD	MW	SD	Signifikanz
Bei Aufnahme	53,1	13,2	55,3	10,9	55,0	13,3	n. s.
Bei Entlassung	61,3	10,6	67,2	8,9	69,9	9,8	a.) p = 0,026 b.) p < 0,001
Differenz	8,2 (15,4 %)	13,1	11,9 (21,5 %)	8,8	14,9 (27,1 %)	10,1	b.) p = 0,013
Signifikanz	p = 0,007		p < 0,001		p < 0,001		

a.) (1) vs. (2) b.) (1) vs. (3) c.) (2) vs. (3)

Tab. 33: HSS-Score bei Aufnahme und Entlassung in Abhängigkeit vom Belastungsschema bei Entlassung.

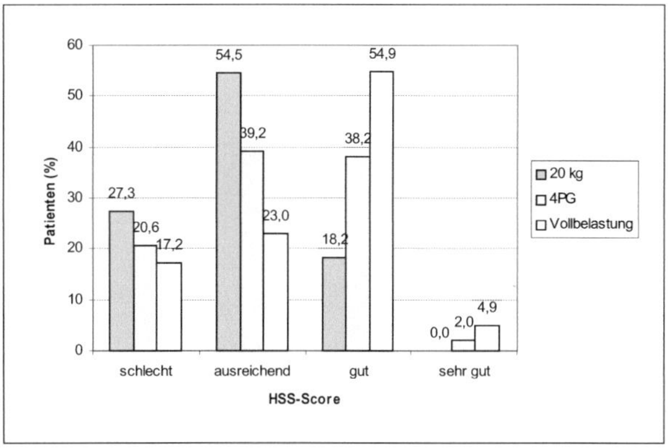

Abb. 20: *HSS-Score bei Entlassung in Abhängigkeit Belastungsschema bei Entlassung (Häufigkeitsverteilung Score-Gruppen).*

statistisch signifikant, wobei die Unterschiede zwischen den Gruppen nicht sehr groß waren. Eine statistisch signifikante Besserung des Weber-Scores zum Behandlungsende hin konnte nur für die 4PG-Gruppe gezeigt werden, wobei diese Differenz mit 4,8 Prozent ebenfalls nicht sehr ausgeprägt war (Tab. 34).

	(1) 20 kg (N = 94)		(2) 4PG (N = 107)		(3) Vollbelastung (N = 45)		
Weber-Score	MW	SD	MW	SD	MW	SD	Signifikanz
Bei Aufnahme	7,6	1,8	8,3	1,7	7,3	1,9	a.) p = 0,016 c.) p = 0,005
Bei Entlassung	7,8	1,6	8,7	1,6	7,8	1,6	a.) p < 0,001 c.) p = 0,005
Differenz	0,2	1,7	0,4 (4,8 %)	1,3	0,5	1,8	n. s.
Signifikanz	n. s.		p = 0,003		n. s.		

a.) (1) vs. (2) b.) (1) vs. (3) c.) (2) vs. (3)

Tab. 34: Weber-Score bei Aufnahme und Entlassung in Abhängigkeit vom Belastungsschema bei Aufnahme.

Das Belastungsschema bei Entlassung stand in keinem statistisch signifikanten Zusammenhang mit dem Weber-Score. Zum Behandlungsende hin war in allen drei Belastungsgruppen eine geringfügige Verbesserung des Scores zu verzeichnen (Tab. 35).

	(1) 20 kg (N = 22)		(2) 4PG (N = 102)		(3) Vollbelastung (N = 122)		
Weber-Score	MW	SD	MW	SD	MW	SD	Signifikanz
Bei Aufnahme	7,4	1,8	8,0	1,8	7,7	1,9	n. s.
Bei Entlassung	7,5	1,9	8,3	1,6	8,1	1,6	n. s.
Differenz	0,1	1,7	0,3 (3,8 %)	1,6	0,4 (5,2 %)	1,5	n. s.
Signifikanz	n. s.		p = 0,032		p = 0,003		

a.) (1) vs. (2) b.) (1) vs. (3) c.) (2) vs. (3)

Tab. 35: Weber-Score bei Aufnahme und Entlassung in Abhängigkeit vom Belastungsschema bei Entlassung.

Keinerlei Einfluss auf die Vastus-medialis-Dicke hatte weder das Belastungsschema bei Aufnahme, noch das Schema bei Behandlungsende (Tab. 36 und Tab. 37).

	(1) 20 kg (N = 94)		(2) 4PG (N = 107)		(3) Vollbelastung (N = 45)		
Vastus-medialis-Dicke (in cm)	MW	SD	MW	SD	MW	SD	Signifikanz
Bei Aufnahme	2,14	0,45	2,21	0,49	2,14	0,49	n. s.
Bei Entlassung	2,11	0,46	2,17	0,48	2,15	0,43	n. s.
Differenz	-0,03	0,23	-0,04	0,26	0,01	0,33	n. s.
Signifikanz	n. s.		n. s.		n. s.		

Tab. 36: Vastus-medialis-Dicke bei Aufnahme und Entlassung in Abhängigkeit vom Belastungsschema bei Aufnahme.

	(1) 20 kg (N = 22)		(2) 4PG (N = 102)		(3) Vollbelastung (N = 122)		
Vastus-medialis-Dicke (in cm)	MW	SD	MW	SD	MW	SD	Signifikanz
Bei Aufnahme	2,06	0,37	2,22	0,50	2,16	0,47	n. s.
Bei Entlassung	2,00	0,32	2,18	0,50	2,14	0,46	n. s.
Differenz	-0,06	0,23	-0,04	0,23	-0,02	0,26	n. s.
Signifikanz	n. s.		n. s.		n. s.		

Tab. 37: Vastus-medialis-Dicke bei Aufnahme und Entlassung in Abhängigkeit vom Belastungsschema bei Entlassung.

3.3 Zusammenhang zwischen Belastung und Prothesentyp

In den folgenden Tabellen ist dargestellt, wie viele Patienten in Abhängigkeit vom Prothesentyp bei Aufnahme und bei Behandlungsende mit welchem Schema belastet wurden (20 kg, 4PG oder Vollbelastung). Im Wesentlichen konnte gezeigt werden, dass zum Behandlungsende hin, im Vergleich zur Aufnahme, deutlich mehr Patienten vollbelastet worden waren. Dabei war der Patientenanteil, der bei Behandlungsende vollbelastet worden war, nach Scharnierprothesen-OP deutlich höher als nach Oberflächenersatz-OP (77,3 vs. 47,5 %) (Tab. 38 und Tab. 39).

	Oberflächenersatz		Scharnierprothese	
Belastungsschema	N	%	N	%
20 kg	88	39,4	6	27,3
4PG	94	41,6	13	59,1
Vollbelastung	42	19,0	3	13,6
Gesamt	224	100	22	100

Tab. 38: Belastungsschemata bei Aufnahme in Abhängigkeit vom Prothesentyp.

	Oberflächenersatz		Scharnierprothese	
Belastungsschema	N	%	N	%
20 kg	22	10,0	0	0,0
4PG	97	42,5	5	22,7
Vollbelastung	105	47,5	17	77,3
Gesamt	224	100	22	100

Tab. 39: Belastungsschemata bei Entlassung in Abhängigkeit vom Prothesentyp.

Die Unterschiede sind auch in den beiden Balkendiagrammen nochmals veranschaulicht (Abb. 21 und Abb. 22).

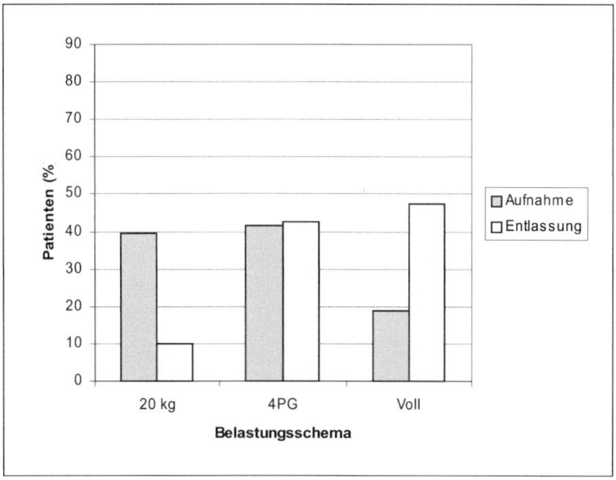

Abb. 21: *Anteil der Patienten nach Belastungsschema bei Oberflächenersatz.*

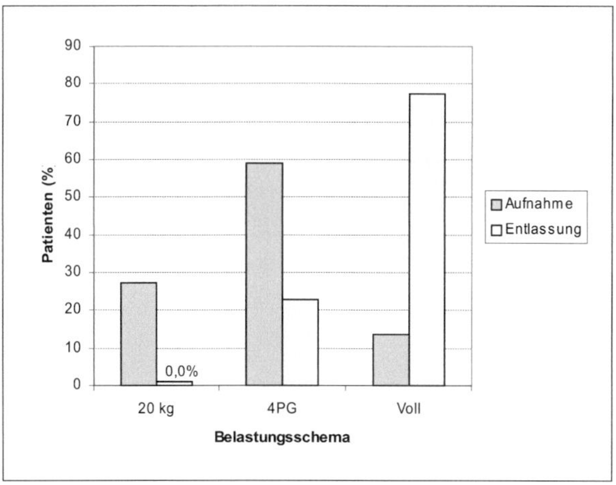

Abb. 22: *Anteil der Patienten nach Belastungsschema bei Scharnierprothese.*

Um die statistische Signifikanz der obigen Beobachtung aufzeigen zu können, wurden den drei Belastungsschemata Punkte zugeordnet, damit aus diesen Punkten ein durchschnittlicher Belastungs-Score bzw. Belastungsgrad errechnet werden konnte. Der Teilbelastung (20 kg) wurde hierbei der Punktwert 1 zugeordnet, der stärkeren Teilbelastung (4PG) der Punktwert

2 und der Vollbelastung der Punktwert 3, so dass sich ein maximal erreichbarer mittlerer Score von 3 ergab.

Es konnte gezeigt werden, dass sich bei Aufnahme keine signifikanten Unterschiede zwischen den beiden Prothesentypen ergeben hatten. Der Belastungsgrad lag in der Gruppe der Patienten nach Scharnierprothesen-OP nur 3,3 Prozent höher als in der Gruppe nach Oberflächenersatz-OP. Bei Entlassung lag bei den Patienten nach Scharnierprothesen-OP der Belastungsscore allerdings um 16,4 Prozent höher (2,77 vs. 2,38; p < 0,001) (Tab. 40 und Abb. 23).

	Oberflächenersatz (N = 224)		Scharnierprothese (N = 22)		Differenz		
Belastungsgrad	MW	SD	MW	SD	absolut	%	Signifikanz
Aufnahme	1,80	0,74	1,86	0,64	0,06	3,3	n. s.
Entlassung	2,38	0,66	2,77	0,43	0,39	16,4	p < 0,001
Signifikanz	p < 0,001		p = 0,005				

Belastungsgrad: 20 kg = 1; 4PG = 2; Vollbelastung = 3

Tab. 40: Belastungsgrad bei Aufnahme und Entlassung in Abhängigkeit vom Prothesentyp.

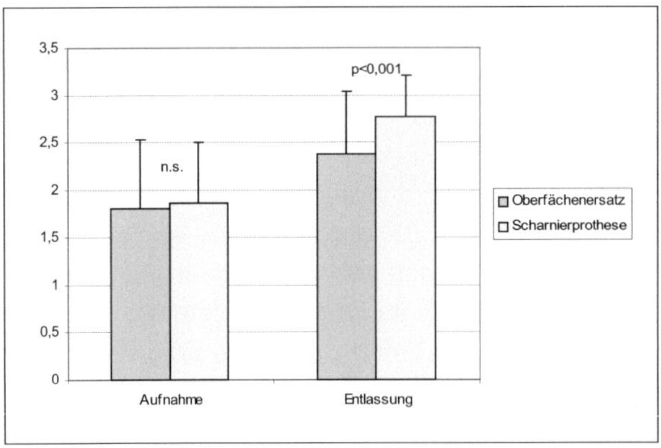

Abb. 23: *Belastungsgrad in Abhängigkeit vom Prothesentyp.*

4 DISKUSSION

In den industriellen und postindustriellen Gesellschaften hat sich, bedingt durch den medizinischen Fortschritt, die Lebenserwartung heute bis in die achte und neunte Lebensdekade verschoben. Damit verbunden nehmen alterbedingte Erkrankungen wie die Arthrose ständig zu. Der Einsatz von Gelenkprothesen spielt auf diesem Hintergrund eine zunehmende Rolle. Dies ist nicht zuletzt auch deshalb der Fall, weil neben dem Alter die Erwartungshaltung der Patienten, in Bezug auf die Lebensqualität, ebenfalls deutlich zugenommen hat.

Die Implantation von Knieendoprothesen führt bei etwa 90 Prozent aller Patienten zu einer raschen und substantiellen Besserung des Schmerzes und der Funktionalität. 85 Prozent sind mit dem Ergebnis der Operation zufrieden (NIH Consensus Panel, 2004).

Es gibt trotz des mittlerweile häufig angewandten Verfahrens bis heute allerdings kein einheitliches therapeutisches Konzept, was postoperative Versorgung und Rehabilitation betrifft; entsprechende Studien liegen bislang nicht vor. Rehabilitative Maßnahmen gehören vermutlich zu den am schlechtesten untersuchten Faktoren bei der Versorgung der Patienten mit Knieendoprothesen. Es gibt keine verbindlichen Richtlinien, in welchem Umfang die körperliche Aktivität gefördert oder begrenzt werden sollte (NIH Consensus Panel, 2004). Bei den meisten der bisher durchgeführten Studien, und hier vor allem bei den Langzeituntersuchungen, wird meist nur die Überlebensdauer der Prothesen berücksichtigt. Eine differenzierte Darstellung einzelner klinischer Parameter, welche auf die Funktionalität ausgerichtet sind, wird nur selten vorgenommen (König et al. 2000). Die Erkenntnisse über kurzfristige Verläufe in den ersten Wochen nach der Implantation von Knieendoprothesen sind noch unzureichend (Kladny et al. 2000). Ziel der hier vorgelegten Untersuchung war es deshalb, subjektive und objektive Parameter zur Beurteilung des operativen Ergebnisses zu erfassen und auszuwerten. Dabei wurden verschiedene Einflussgrößen wie Prothesentyp, Fixierungsart oder Belastungsschema im Hinblick auf die Behandlungsergebnisse berücksichtigt.

4.1 Methodik

Um das Behandlungsergebnis beurteilen zu können kamen, neben einer VAS (visuelle Analogskala), zur Beurteilung des Belastungs- und Ruheschmerzes zwei Ratingsysteme zum Einsatz, die spezifisch für das Kniegelenk konzipiert wurden, nämlich der HSS- und der Weber-Score. In Ergänzung hierzu wurde, als anatomisch fassbares Korrelat, außerdem die Dicke des M. vastus medialis sonografisch bestimmt.

Der Sinn eines Ratingsystems zur Beurteilung von Kniegelenkprothesen muss es sein, alleine das Kniegelenk zu beurteilen und zwar unabhängig vom Allgemeinzustand des Patienten. Da ein solches Beurteilungsinstrument jedoch weder verfügbar, noch realisierbar ist, gilt es, die bestmögliche Kompromisslösung zu finden. Keine der bisher verfügbaren Skalen stellt bislang ein ideales Instrument zur Beurteilung von Knieendoprothesen dar. Deshalb werden in den meisten Studien mehrere Skalen eingesetzt (Davies, 2002).

Zu den am häufigsten eingesetzten Ratingsystemen gehört der HSS-Score, der auch in unserer Studie zur Anwendung kam. Diese Skala weist eine ausgeprägte Gewichtung hinsichtlich der Faktoren Schmerz und Funktionalität auf, was per se keinen Nachteil darstellen muss. Allerdings lassen sich auch bei diesem etablierten Testsystem Schwächen aufzeigen. So kann zum Beispiel ein Patient leichte Schmerzen in Ruhe und mäßige Schmerzen bei Belastung, in Verbindung mit einer Instabilität von 15 Grad und einem Beugedefizit von 10 Grad aufweisen und dennoch im Endergebnis ein Resultat von „gut“ erhalten. Außerdem kann die Funktionalität und die Leistungsfähigkeit sehr stark durch allgemeine Minderbelastbarkeit, wie etwa durch eine Herzinsuffizienz, beeinflusst sein. Dies gilt insbesondere für die Beurteilung der Gehstrecke und die Fähigkeit des Treppensteigens. Beides kann sowohl durch Schmerz und funktionelle Einschränkung des Kniegelenkes, als auch durch eine allgemeine Einschränkung der Leistungsfähigkeit bedingt sein. Eine allgemeine Leistungseinschränkung kann also zu einem falsch niedrigen bzw. schlechten Testergebnis führen. Ferner wird beim HSS, wie auch bei den meisten anderen Score-Systemen, nicht berücksichtigt, ob der Patient Schmerzmittel einnimmt, was ebenfalls einen Einfluss auf das Ergebnis haben kann. Dennoch handelt es sich beim HSS-Score um ein sehr nützliches Beurteilungsinstrument für Patienten mit Knieendoprothesen. Er ist einfach durchführbar und weist eine hohe Validität und Reliabilität auf (Bach et al. 2002; Davies, 2002).

Um etwaige Schwächen des HSS-Score ausgleichen zu können, kam in dieser Untersuchung auch der Weber-Score zum Einsatz (Weber et al. 1985). Es handelt sich bei diesem Score-System um ein bisher wenig gebräuchliches Instrument bei der Beurteilung von Knieendoprothesen. Dass mittels dieser Skala nur das rein subjektive Erleben der Patienten gemessen wird, kann gleichermaßen Vor- und Nachteil sein. In jedem Falle zielen alle Fragen alleine auf das operierte Knie ab, so dass anderweitige Begleiterkrankungen hier keinen Einfluss haben sollten. Überraschenderweise erwies sich der Weber-Score in unserer Studie jedoch nicht als brauchbares Instrument zur Beurteilung des Behandlungsverlaufes. Fast alle Patienten wiesen sowohl zu Beginn als auch am Ende der Behandlung ein befriedigendes Ergebnis auf. Die durchschnittliche Differenz zwischen Aufnahme und Entlassung war mit ca. fünf Prozent nur sehr gering und klinisch kaum relevant.

Bei dieser Untersuchung handelte es sich nicht um eine randomisierte Studie. Dies ist jedoch in den meisten Studien zur Beurteilung von Knieendoprothesen der Fall, da Faktoren wie das Prothesendesign oder die Verankerungsform (zementiert oder nicht-zementiert) individuell für den einzelnen Patienten, in Abhängigkeit seiner Gelenkproblematik, gewählt werden müssen. Auch das Belastungsschema (Teilbelastung oder Vollbelastung) wurde in dieser Untersuchung nicht randomisiert, sondern vom Operateur in Abhängigkeit vom Operationsergebnis und -Verfahren sowie unter Berücksichtigung des klinischen Befundes festgelegt. Bei der Interpretation der Ergebnisse ist dies zu berücksichtigen.

4.2 Ergebnisse

4.2.1 Altersverteilung

Die meisten Patienten gehörten den beiden Altergruppen der 61–70-jährigen und der 71–80-jährigen, mit einem Anteil von insgesamt ca. 80 Prozent, an.

Während in der Vergangenheit Patienten im Alter zwischen 60 und 75 Jahren als ideale Kandidaten für eine Knieendoprothese betrachtet wurden, hat sich dieses Spektrum in den vergangenen zwei Jahrzehnten kontinuierlich erweitert. So werden heute immer mehr ältere und gleichzeitig auch immer mehr jüngere Patienten endoprothetisch versorgt (NIH Consensus, 2004). Dieser Trend spiegelte sich auch in unserer Studie wider, in der 6,5 Prozent der Patienten älter als 80 und 12,2 Prozent jünger als 60 Jahre waren.

In einer aktuelleren Studie aus dem Jahr 2003 wies das Patientengut mit 68,8 Jahren (50–83) ein vergleichbares Altersspektrum wie in unserer Untersuchung auf (Münnich et al. 2003). In zwei anderen Studie jüngeren Datums lag das Durchschnittsalter ebenfalls bei knapp 70 Jahren (Waltz und Schladitz, 2002; Kladny et al. 2002). Die Altersspanne bei Kladny et al. war mit 49 bis 84 Jahren nahezu identisch wie bei unserem Patientengut. Insofern ließen sich unsere Daten sehr gut mit den Ergebnissen dieser Studien vergleichen, zumal dort, wie auch bei uns, überwiegend ein Oberflächenersatz durchgeführt worden war.

4.2.2 Schmerz (VAS)

Der Schmerz kann als Hauptfaktor bei der Indikationsstellung für eine Knieendoprothese betrachtet werden. Dies gilt in ganz besonderem Maße für den Belastungsschmerz. In der Untersuchung von Münnich et al. (2003) hatte das präoperative Schmerzempfinden gemessen mit einer VAS (visuelle Analsogskala) im Durchschnitt einen sehr hohen Score von 8,1 erreicht. Der Ruheschmerz lag mit einem Wert von 3,6 deutlich niedriger (Münnich et al. 2003).

In unserer Studie fand sich bei Aufnahme, also etwa zwei bis drei Wochen postoperativ, ein durchschnittlicher Ruheschmerz von 3,8 auf der 10-stelligen VAS. Dieser Score entspricht gemäß den Daten von Münnich et al. (2003) dem postoperativen Befund. Bei Entlassung hatte sich dieser Wert um 31,6 Prozent auf 2,6 reduziert.

Die meisten Patienten (88 %) wiesen bereits bei der Aufnahme nur leichte bis mittegradige Schmerzen auf. Starke bis sehr starke Schmerzen fanden sich nur bei 12,2 Prozent, wobei dieser Anteil bis zur Entlassung auf 2,4 Prozent reduziert werden konnte.

In der Untersuchung von Münnich et al. (2003) war der Ruheschmerz, der drei Monate postoperativ bestimmt worden war, mit einem VAS-Wert von 2,3 mit unserem Entlassungsbefund von 2,6 vergleichbar. Interessant ist, dass offensichtlich im weiteren Verlauf eine zusätzliche deutlich Reduktion des Ruheschmerzes erwartet werden kann. Bei Münnich et al. betrug der Schmerz in Ruhe nach sechs Monaten nur noch durchschnittlich 1,3 auf der VAS und blieb schließlich im weiteren Verlauf (nach 6 und 18 Monaten) weitgehend stabil (Münnich et al. 2003).

In unserer Studie lag der durchschnittliche Belastungsschmerz zum Zeitpunkt der Aufnahme mit einem Score von 4,1 nur geringfügig höher als der Ruheschmerz mit 3,8 auf der VAS. Bei Entlassung hatte sich dieser Wert um 34,2 Prozent auf 2,7 reduziert. Somit war bei Entlassung der Belastungsschmerz fast identisch mit dem Ruheschmerz, der einen Wert von 2,6 aufgewiesen hatte.

Nur noch wenige Patienten, nämlich 13,4 Prozent, klagten zum Zeitpunkt der Aufnahme in die Rehaeinrichtung über starke oder sehr starke Schmerzen. Dieser Anteil reduzierte sich nach der durchschnittlich dreiwöchigen Behandlung auf 1,2 Prozent. Dies ist in Übereinstimmung mit den Ergebnissen von Waltz und Schladitz, die ebenfalls im Rahmen einer dreiwöchigen Anschlussheilbehandlung Patienten bei Aufnahme und Entlassung untersucht hatten. Hierbei wiesen ca. 12 Prozent der Patienten bei Aufnahme starke bis sehr starke Schmerzen auf; bei Entlassung reduzierte sich dieser Anteil auf ca. drei Prozent (Waltz und Schladitz, 2002). In einer weiteren ähnlichen Studie waren zu Beginn der Rehabehandlung nur 7,7 Prozent der Patienten schmerzfrei; bei Entlassung hatte sich dieser Anteil auf 37,4 Prozent erhöht (Kladny et al. 2002). Im Vergleich dazu wiesen in unserer Studie bei Aufnahme 45,9 Prozent der Patienten keine oder leichte Schmerzen auf; bei Entlassung erhöhte sich der Anteil auf 66,7 Prozent. Ein Vergleich ist allerdings hier nur bedingt möglich, da Kladny et al. explizit eine Schmerzfreiheit zugrunde legten, also Patienten mit leichten Schmerzen bei dieser Betrachtung nicht einbezogen hatten.

In der Untersuchung von Münnich et al. hatte, wie weiter oben bereits erwähnt, der präoperative Belastungsschmerz einen VAS-Score von 8,1 aufgewiesen. Auf unsere Patienten übertragen bedeutet dies, dass bereits im Zeitraum zwischen der Operation und der Aufnahme in die Rehaeinrichtung, eine deutliche Reduktion des Schmerzes stattgefunden haben muss, nämlich eine Verminderung um etwa 50 Prozent. Interessant ist wiederum, dass diese Schmerzreduktion offensichtlich auch über die stationäre Rehabehandlung hinaus zu beobachten ist. Bei Münnich et al. fand sich drei Monate postoperativ ein Belastungsschmerz von 3,0 auf der VAS, der sich schließlich erst nach sechs Monaten bei einem Wert von etwa 2,0 stabilisierte (Münnich et al. 2003).

Auch im langfristigen Verlauf ist mit einem nur geringen Schmerzniveau zu rechnen. Bei etwa 90 Prozent der Patienten lagen, auch nach Beobachtungszeiträumen von mehreren Jahren, keine oder allenfalls leichte Schmerzen vor (König und Kirschner, 2003).

4.2.3 HSS-Score nach Ranawat-Shine

Neben dem Schmerz, der bei der Indikationsstellung zur Knieendoprothese eine Schlüsselfunktion einnimmt, spielen bei der Beurteilung des Behandlungserfolges und des Verlaufes auch funktionelle Parameter eine Rolle. Es gilt festzustellen, inwieweit die Beweglichkeit des operierten Knies wiederhergestellt wurde und in welchem Maß der Patient postoperativ in der Lage ist, am alltäglichen Leben teilzunehmen. Zu diesem Zweck eignet sich zum Beispiel der HSS-Score nach Ranawat und Shine, der neben dem Schmerz auch Parameter wie Gehdistanz und Treppensteigen, aber auch die Muskelkraft und die Gelenkbeweglichkeit berücksichtigt (Ranawat und Shine, 1973).

In unserer Studie wiesen die Patienten bei Aufnahme einen durchschnittlichen HSS-Score von 54,9 (±12,4) auf, der sich im Laufe der etwa dreiwöchigen Rehamaßnahmen signifikant um 13,1 Prozent, auf einen Score von 68,0 (±9,8), verbesserte. Im Mittel hatte sich das Ergebnis demnach von „schlecht" (Score < 60) nach „befriedigend" (60–69) verbessert. Während bei Aufnahme noch 63,4 Prozent der Patienten einen schlechten Score (< 60) aufwiesen, waren dies bei Entlassung nur noch 19,5 Prozent.

Insgesamt scheint dieses Ergebnis nicht sehr zufriedenstellend zu sein. Es gilt jedoch zu berücksichtigen, dass der HSS-Score auch durch Faktoren beeinflusst wird, die in keinem Zusammenhang mit dem Kniegelenk stehen, wie dies zum Beispiel bei einer Herzinsuffizienz oder aber auch bei Behinderungen anderer Art der Fall sein kann. Außerdem scheint ganz offensichtlich eine abschließende Beurteilung des Behandlungsergebnisses erst nach etwa sechs Monaten möglich zu sein. In der Studie von Münnich et al. fand sich ein präoperativer HSS-Score von 57,0 (schlecht); drei Monate postoperativ verbesserte sich dieser Wert auf 67,2 (befriedigend) und entsprach somit in etwa unserem Entlassungsbefund. Erst nach sechs Monaten verbesserte sich der HSS-Score auf einen Wert von 73,4 (gut), um schließlich im weiteren Verlauf auf diesem Niveau zu verbleiben (Münnich et al. 2003). Es zeigt sich also, dass der HSS-Score sich nur bedingt eignet, um einen kürzeren Beobachtungszeitraum zu beurteilen. Der volle Umfang des Behandlungserfolges ist nur im Rahmen der Langzeitbeobachtung zu erkennen. Im Gegensatz zu den Befunden von Münnich et al. (HSS-Score nach 24 Monaten 75,9) lagen die Ergebnisse im langfristigen Verlauf bei anderen Untersuchungen mit 86 bis 92 sogar noch deutlich höher (Malkani et al. 1995; Schröder et al. 1998; Miller et al. 2001; Berger et al. 2001).

In der Untersuchung von Kladny et al. (2002), die ebenfalls den Verlauf einer ca. dreiwöchigen Rehabehandlung untersucht hatten, konnte der HSS-Score von 47,4 bei Aufnahme auf 69,8 bei Entlassung gesteigert werden. Der Aufnahmebefund lag somit deutlich niedriger als bei uns (HSS = 54,9); der Entlassbefund hingegen war jedoch mit unserem Ergebnis von 68,0 fast identisch. Einen sehr guten bis guten HSS-Score (≥ 70) wiesen bei Kladny et al. 2,8 Prozent bei Aufnahme und 49,5 Prozent bei Entlassung auf (unsere Daten: 13,4 bzw. 48 %). Vor allem die Entlassbefunde waren auch diesbezüglich wiederum fast identisch. Allerdings fand sich in unserer Studie bei einem größeren Patientenanteil ein schlechtes Entlassungsergebnis (19,5 vs. 10,4 % bei Kladny et al.). Insgesamt betrachtet sind die Ergebnisse beider Studien allerdings durchaus vergleichbar.

4.2.4 Weber-Score

Als ergänzendes Instrument zur Beurteilung des Behandlungsergebnisses kam in unserer Studie der Weber-Score zum Einsatz. Hierbei handelt es sich um eine rein subjektive Skala, die jedoch ausschließlich auf das Kniegelenk fokussiert. Dennoch erwies sich dieser Score nicht als geeignetes Instrument für unsere Untersuchung. Fast alle Patienten wiesen bei Aufnahme und Entlassung ein identisches, nämlich ein befriedigendes Ergebnis auf. Bei keinem der Patienten fand sich ein schlechtes Ergebnis. Der durchschnittliche Score verbesserte sich zwar statistisch signifikant um 0,4 Punkte von 7,8 auf 8,2 auf der 14-stelligen Skala. Klinisch relevant war diese Veränderung jedoch nicht.

Der Weber-Score findet offensichtlich kaum Anwendung bei der Beurteilung von Knieendoprothesen. Tatsächlich konnte keine Studie in der Literatur gefunden werden, die diesen Score bei der Beurteilung der Ergebnisse bei Knieendoprothesen eingesetzt hatte.

Trotz der geringen Aussagekraft des Weber-Scores in unserer Studie ist anzunehmen, dass sich dieses Instrument gut eignet, um prä- und postoperative Befunde miteinander zu vergleichen. Vermutlich sind auch im längerfristigen Verlauf Veränderungen bzw. Verbesserungen zu erwarten, die sich jedoch im Rahmen unseres eher kurzen Beobachtungszeitraumes von etwa drei Wochen nicht manifestiert hatten. Wie weiter oben bereits ausgeführt ist eine abschließende Beurteilung des Behandlungsergebnisses ja erst nach ca. sechs Monaten möglich.

4.2.5 Vastus-medialis-Dicke

Als rein anatomisches Korrelat zur Beurteilung wurde in unserer Studie die Vastus-medialis-Dicke sonografisch ermittelt, um festzustellen, inwiefern sich eine durch Schmerz und Bewegungsmangel bedingte Atrophie dieses Muskels im Rahmen der Rehabilitationsmaßnahmen wieder regeneriert. Überraschenderweise erwies sich dieser Parameter jedoch als vollkommen ungeeignet, um den Verlauf zu beurteilen. Die durchschnittliche Vastus-medialis-Dicke war bei Aufnahme und Entlassung fast identisch (2,17 vs. 2,14 cm). Die geringe Differenz von 0,03 cm bzw. 1,4 Prozent war statistisch nicht signifikant.

Warum die Vastus-medialis-Dicke im Laufe der Rehamaßnahmen unverändert blieb bzw. keine Zunahme zu beobachten war, bleibt fraglich. Vergleichbare Ergebnisse anderer Studien liegen nicht vor. Möglicherweise war die dreiwöchige Behandlungsdauer zu kurz, um relevante Veränderungen erkennen zu können. Zu diskutieren wäre jedoch auch eine operationsbedingte Schwellung dieses Muskelabschnittes, die sich im Laufe der Beobachtung zurückbildete, wobei gleichzeitig eine Kräftigung stattfand, so dass der sonografisch gemessene Befund im Endergebnis unverändert blieb. Um dies beurteilen zu können, wären zwingend präoperative Befunde erforderlich, die jedoch leider nicht vorlagen.

4.2.6 Parameter in Abhängigkeit therapeutischer Maßnahmen

Hauptziel unserer Untersuchung war es, die Abhängigkeit der Verlaufsparameter wie zum Beispiel dem Schmerz oder dem HSS-Score vom Prothesentyp (Oberflächenersatz oder Scharnierprothese), von der OP-Form (retropatellarer Ersatz: ja/nein), von der OP-Indikation (Primär- oder Wechsel-OP), von der Fixierung (nicht zementiert, zementiert oder Hybrid) und vom Belastungsschema (Teilbelastung, Vollbelastung oder 4-Punkt-Gang) darzustellen.

4.2.6.1 Abhängigkeit vom Prothesentyp

Die meisten Patienten (n = 224) unserer Studie waren mit einem Oberflächenersatz versorgt worden; 22 Patienten erhielten aufgrund der anatomischen Verhältnisse eine Scharnierprothese. Somit waren in dieser Untersuchung die Patienten mit gekoppeltem Gelenkersatz etwas unterrepräsentiert, da der Anteil im Durchschnitt bei etwa 20 Prozent liegt. Mitte der 90er Jahre standen den 48.000 ungekoppelten Prothesen (Oberflächenersatz und unikondyläre Schlittenprothesen) 10.000 gekoppelte Prothesen gegenüber (Nickolaus, 1997). In der Studie von Kladny et al. (2002) handelte es sich, ähnlich wie bei uns, in 87,9 Prozent der Fälle um ungekoppelte und in 12,1 Prozent um gekoppelte Prothesen.

Interessanterweise wiesen Patienten mit Scharnierprothesen bei Aufnahme signifikant geringere Schmerzen auf als Patienten mit Oberflächenersatz (VAS-Score: $2{,}1 \pm 1{,}9$ vs. $3{,}9 \pm 2{,}8$; $p = 0{,}002$). Bei Entlassung lag eine signifikante Differenz allerdings nicht mehr vor, da sich das Schmerzniveau nur bei den Patienten mit Oberflächenersatz senkte, währenddessen der Schmerz bei Patienten mit Scharnierprothese auf dem initial bereits eher niedrigen Niveau verblieb.

Deutliche Unterschiede zeigten sich auch beim Verteilungsmuster der Intensitäten des Ruheschmerzes. Während 86 Prozent der Patienten mit Scharnierprothesen keine oder nur leichte Schmerzen aufwiesen, lag dieser Anteil bei den übrigen Patienten mit 46 Prozent nur etwa halb so hoch. Umgekehrt wiesen 54 Prozent der Patienten mit Oberflächenersatz mittelmäßige bis sehr starke Schmerzen auf; bei den Patienten mit Scharnierprothesen waren dies lediglich 14 Prozent.

Warum Patienten mit Scharnierprothesen bei Aufnahme in der Rehaklinik ein deutlich geringeres Schmerzniveau aufwiesen bleibt fraglich. Möglich wäre zum Beispiel, dass bei diesen Patienten, infolge der schwereren anatomischen Schädigungen mit Bandinstabilitäten, präoperativ eine stärkere Analgesie stattfand, die auch postoperativ und bei Aufnahme in die Rehaklinik noch fortgeführt wurde, so dass nur deshalb das Schmerzniveau geringer war, weil mehr Schmerzmittel verabreicht worden waren. Da der Schmerzmittelverbrauch im Rahmen unserer Studie nicht berücksichtigt wurde, bleibt diese Hypothese allerdings unbestätigt. Anhand der Studien aus der Literatur lässt sich die Frage nicht beantworten, weil einerseits eine Differenzierung zwischen den verschiedenen Prothesentypen nicht vorgenommen wurde und außerdem Schmerzmittel ebenfalls nicht berücksichtigt wurden (Waltz und Schladitz, 2002; Kladny et al. 2002; Münnich et al. 2003). Denkbar ist auch ein höheres postoperatives Schmerzniveau, das durch die bei der Oberflächenersatzprothese häufig zur Achskorrektur notwendigen Weichteileingriffe, die bei Scharnierprothesen nicht notwendig sind, erklärt werden kann.

Der Belastungsschmerz zeigte keine signifikanten Abhängigkeiten vom Prothesentyp. Sowohl bei Aufnahme als bei Entlassung war der Schmerz bei beiden Typen vergleichbar.

Auch im Hinblick auf den HSS-Score wiesen Patienten mit Scharnierprothesen die besseren Befunde auf. Schon bei Aufnahme war der HSS-Score, im Vergleich zu den Patienten mit Oberflächenersatz, signifikant höher ($68{,}8 \pm 13{,}7$ vs. $53{,}7 \pm 11{,}6$; $p < 0{,}001$). Wenngleich sich die Scores bei Entlassung einander angenähert hatten, waren diese bei den Patienten mit Scharnierprothesen immer noch deutlich höher als bei der Vergleichsgruppe mit Oberflächenersatz ($76{,}0 \pm 9{,}9$ vs. $67{,}2 \pm 9{,}5$; $p < 0{,}001$). Gemäß der Graduierung wiesen im Durchschnitt die Patienten mit Scharnierprothesen bei Entlassung demnach eine gutes Ergebnis auf, Patienten mit Oberflächenersatz hingegen nur ein befriedigendes.

Einen guten bis sehr guten HSS-Score (≥ 70) wiesen bei Entlassung 82 Prozent der Patienten mit Scharnierprothesen auf; bei den Patienten mit Oberflächenersatz war dies nur bei 45 Prozent der Fall.

Beim HSS-Score spielt der Schmerz eine vergleichsweise große Rolle. 30 der möglichen 100 Punkte sind diesem Faktor zugeordnet. Allerdings lassen sich die in unserer Studie beobachteten Unterschiede nicht auf den Schmerz zurückführen, da bei Entlassung weder beim Ruhe- noch beim

Belastungsschmerz signifikante Differenzen ergeben hatten. Die besseren Befunde bei den Patienten mit Scharnierprothesen müssen demnach durch eine bessere Funktionalität bedingt gewesen sein. Dieses Ergebnis scheint überraschend, denn aufgrund der natürlicheren anatomischen Verhältnisse sollte der Oberflächenersatz eigentlich die bessere Funktionalität aufweisen. Von großem Interesse wäre in diesem Zusammenhang die Frage, wie die Entwicklung des HSS-Scores im längerfristigen Verlauf aussieht. Wie weiter oben bereits ausgeführt ist ja längerfristig mit deutlich besseren des Scores zu rechnen. Vorstellbar wäre, dass sich beim Vergleich nach sechs Monaten oder später die Differenzen zwischen den beiden Prothesentypen angleichen oder dass dann sogar der Oberflächenersatz den besseren HSS-Score ausfweist, wie dies im Grunde zu erwarten wäre.

Hinsichtlich des Weber-Scores und der Vastus-medialis-Dicke ergaben sich keine wesentlichen Unterschiede zwischen den beiden Prothesentypen. Auch bestanden in beiden Gruppen keine signifikanten Unterschiede zwischen Aufnahme- und Entlassungsbefund.

4.2.6.2 Abhängigkeit vom retropatellaren Ersatz

Patienten mit retropatellarem Ersatz wiesen bei Aufnahme einen signifikant stärkeren Ruheschmerz auf als Patienten ohne Patellarückflächenersatz (VAS: 5,0 ± 2,8 vs. 4,0 ± 2,5; p = 0,032). Allerdings war bei Entlassung in der Gruppe der Patienten mit retropatellarem Ersatz die Schmerzreduktion mit 44 Prozent deutlich ausgeprägter als bei den übrigen Patienten, die nur eine Schmerzreduktion von 33 Prozent aufwiesen. Bei Entlassung hatten beide Gruppe deshalb einen vergleichbaren Ruheschmerz. Warum Patienten ohne Patellarückflächenersatz postoperativ einen geringeren Ruheschmerz aufwiesen bleibt fraglich. Klinisch ist diese Beobachtung allerdings insofern ohne Bedeutung, als dass sich das Schmerzniveau der beiden Patientengruppen zum Behandlungsende hin einander angeglichen hatte.

Auch hinsichtlich des HSS-Scores wiesen die Patienten mit retropatellarem Ersatz signifikant schlechtere Ausgangsbefunde auf (51,0 ± 12,7 vs. 55,7 ± 12,2; p = 0,025). Wiederum hatten sich jedoch auch hier die Befunde bis zur Entlassung einander angeglichen, so dass signifikante Unterschiede zwischen den beiden Gruppen nicht mehr bestanden.

Der Patellarückflächenersatz gehört bis heute zu den umstrittenen Punkten in der Knieendoprothetik. Klare Richtlinien für die Indikation wurden bisher nicht erstellt. Die Frage, ob und in welchen Fällen eine Korrektur stattfinden sollte, wird derzeit noch kontrovers diskutiert. Der Symptomenkomplex „anteriorer Knieschmerz" kommt sowohl bei Patienten mit als auch ohne retropatellaren Ersatz vor (Schroeder-Boersch, 1998; Holt et al. 2003; Burnett und Bourne, 2004). Allerdings gibt es auch Studien mit erhöhter Revisionsrate und häufigerem Auftreten von retropatellarem Schmerz bei Verzicht auf den patellaren Rückflächenersatz (Schroeder-Boersch et al. 1998). In einer Metaanalyse dreier Studien lag die Rate der operativen Revisionen wegen patellofemoralen Problemen bei 0,7 Prozent bei den Patienten mit Rückflächenersatz und bei 11 Prozent bei den Patienten ohne retropatellaren Ersatz (Forster, 2004).

Im allgemeinen sind die Unterschiede der Ergebnisse in den verschiedenen Studien sehr groß, wobei die meisten Untersuchungen keine wesentlichen Differenzen aufzeigen konnten (Barrack und Wolfe, 2000; Barrack et al. 2001). Letztlich gibt es in den vorliegenden Studien sehr viele Parameter, die das Ergebnis beeinflussen können und die einen Vergleich im Grunde nicht zulassen. So spielen Faktoren wie Prothesendesign, Erfahrung des Operateurs und technische Aspekte der Operation im Hinblick auf das Ergebnis beim einzelnen Patienten eine große Rolle. Außerdem spiegelt sich das Operationsergebnis nicht zuverlässig in den Kniegelenk-Scores oder in der Patientenzufriedenheit wider; auch dann nicht, wenn bestimmte Parameter, wie Re-Operation oder Knieschmerzen, nach retropatellarem Ersatz günstig beeinflusst worden sind (Nizard et al. 2005).

In unserem Patientengut konnten keine klinisch relevanten Unterschiede bei Patienten mit oder ohne retropatellaren Ersatz aufgezeigt werden. Inwiefern dies allerdings über die kurze Beobachtungsdauer der Rehabehandlung hinaus zutrifft bleibt offen.

Hinsichtlich des Weber-Scores und der Vastus-medialis-Dicke ergaben sich wiederum keine wesentlichen Unterschiede zwischen den beiden Verfahren. Geringe Unterschiede beim Weber-Score zwischen Aufnahme- und Entlassbefund waren klinisch eher unbedeutend.

4.2.6.3 Abhängigkeit von der OP-Indikation

Bei den meisten Patienten (n = 229) handelte es sich um eine Primäroperation aufgrund arthrotischer Gelenkveränderungen. In 17 Fällen wurde eine Revision durchgeführt.

Patienten, bei denen eine Wechsel-OP durchgeführt worden war, wiesen im Vergleich zu den übrigen Probanden, bei Entlassung signifikant stärkere Ruheschmerzen auf (3,7 ± 1,9 vs. 2,6 ± 2,1; p = 0,031). Hinsichtlich des Belastungsschmerzen bestanden allerdings keine signifikanten Unterschiede zwischen den beiden Gruppen. Bei Aufnahme und Entlassung wiesen die Patienten beider Gruppen vergleichbare Schmerzintensitäten auf. Mit einem durchschnittlichen Belastungsschmerz von 2,7 ± 1,9 bei den Patienten nach Primär-OP und 2,6 ± 2,3 bei den Patienten nach Wechsel-OP handelte es sich jeweils um nur leichte Schmerzen gemäß der VAS-Skala.

Beim HSS-Score zeigten sich keine signifikanten Unterschiede zwischen Patienten nach Primär- oder Wechsel-OP. Bei Aufnahme und Entlassung waren die Scores in beiden Gruppen vergleichbar.

Auch beim Weber-Score und der Vastus-medialis-Dicke konnte signifikante Unterschiede zwischen den beiden Gruppen nicht gezeigt werden.

Da es sich bei einer Wechsel-OP um den aufwändigeren und komplizierteren Eingriff handelt, ist zu erwarten, dass die postoperative Schmerzintensität im Vergleich zu Patienten nach Primär-OP größer ist. In unserem Patientengut traf dies allerdings nur auf den Ruheschmerz bei Entlassung zu. Da sich keine Unterschiede bezüglich des HSS-Scores ergeben hatten, kann die Schlussfolgerung gezogen werden, dass die Funktionalität in beiden Gruppen gleichwertig war. Jedoch wird erst der weitere Verlauf zeigen können, ob dies auch längerfristig der Fall ist. Vorstellbar und zu erwarten wäre durchaus, dass der längerfristige Verlauf bei Patienten nach Primär-OP positiver verläuft.

Wie das Ergebnis einer Revision bzw. Wechsel-OP ausgeht hängt natürlich auch von der Indikation ab. So besteht zum Beispiel bei aseptischen Lockerungen in den meisten Fällen eine gute Revisionsmöglichkeit. Handelt es sich um die Revision eines unikondylären Gelenkersatzes (Schlittenprothese), so sind die Ergebnisse nach Revision durch einen Oberflächenersatz mit einer Primäroperation vergleichbar (Becker und Neumann, 2003). Auf diesem Hintergrund ist in vielen Fällen auch bei Wechsel-OP mit einem guten Behandlungsergebnis zu rechnen, was sich in den Resultaten unserer Studie auch widerspiegelte. Nicht erfasst wurde hier allerdings die Indikation zur Wechsel-OP.

Wichtige Voraussetzung für ein gutes Operationsergebnis nach Revision des unikondylären Gelenkersatzes ist es, dass ein Oberflächenersatz durchgeführt wird, anstatt den Patienten mit einem erneuten unikondylären Ersatz zu versorgen. Im letzteren Fall ist das Risiko des Versagens wesentlich höher, als nach sekundärer Implantation eines Oberflächenersatzes (17 vs. 7 %) (Lewold et al. 1998).

4.2.6.4 Abhängigkeit von der Prothesenfixierung

Während bei voll- oder teilgekoppelten Knieendoprothesen fast ausschließlich eine zementierte Fixierung durchgeführt wird, besteht beim ungekoppelten Oberflächenersatz keine Übereinstimmung hinsichtlich der optimalen Verankerungsform (Jerosch et al. 1997). Der Vorteil zementierter Prothesen liegt in deren unmittelbaren Primärstabilität. Der Patient kann sehr frühzeitig das operierte Knie wieder belasten. Dies ist besonders bei älteren Patienten vorteilhaft (Dorn und Kiss, 2001). Ein nach wie vor ungelöstes Problem bei zementierten Prothesen ist jedoch die aseptische Lockerung, die im längerfristigen Verlauf auftreten kann (Mumme et al. 2006). Bei jungen Patienten wird deshalb oft die zementfreie Verankerung des Implantats empfohlen. Kommen dabei moderne Prothesendesigns mit spezieller poröser Oberflächenbeschichtung zur besseren Verankerung mit dem Knochen zum Einsatz, können die Behandlungsergebnisse im Vergleich zu zementierten Implantaten durchaus überlegen sein (Nilsson et al. 2006). Es gibt allerdings auch Untersuchungen, die den zementierten Prothesen eine bessere Stabilität attestieren (Carlsson et al. 2005). So konnte gezeigt werden, dass unzementierte Implantate (Tibiaimplantate) im Hinblick auf die Revision ein etwa 1,4-fach erhöhtes Risiko gegenüber zementierten Prothesen aufweisen (Robertsson et al. 2001; König und Kirschner, 2003). Alles in allem dürfte der Erfolg einer Implantation von verschiedenen Faktoren, wie dem Prothesendesign, aber auch von der Indikation und den anatomisch-pathologischen Verhältnissen beim Patienten abhängen. So ist insbesondere dann die zementierte Variante zu wählen, wenn bei älteren Patienten eine reduzierte spongiöse Knochenqualität vorhanden ist (Whiteside, 1994).

Gemäß einer Befragung innerhalb von 246 Abteilungen orthopädischer und chirurgischer Kliniken wurden im Jahr 1994 von den ca. 14.000 Knieendoprothesen nur etwa die Hälfte als zementierte Implantate eingesetzt. Und dies, obwohl nach Angaben der Autoren die zementfreien Systeme zum einen teurer sind und zum anderen keine besseren Ergebnisse zu erwartet werden können (Jerosch et al. 1997). Berücksichtigt werden sollte dabei jedoch, dass diese Ergebnisse bereits mehr als zehn Jahre zurückliegen und sich seither vor allem seitens des Prothesendesigns einige Veränderungen ergeben haben.

In unserer Studie wurden fast alle Prothesen als zementierte Version implantiert (n = 203); in nur acht Fällen handelte es sich um nicht-zementierte Prothesen; Hybride wurden 35mal eingesetzt.

Interessant war, dass die nicht zementierten Prothesen einen stärkeren Ruheschmerz bei Aufnahme (4,5 ± 3,0), gleichzeitig aber auch einen geringeren Ruheschmerz bei Entlassung aufwiesen (1,8 ± 1,7), als die beiden anderen Prothesentypen (Aufnahme: zementiert: 3,7 ± 2,7; Hybrid: 3,9 ± 2,6; Entlassung: 2,7 ± 2,1 bzw. 2,5 ± 2,0). Zwar waren die Differenzen zwischen den Fixationsformen statistisch nicht signifikant, jedoch kann vermutet werden, dass dies an der geringen Fallzahl von Patienten mit nicht-zementierten Implantaten lag (n = 8). Bei derartig geringen Fallzahlen ist erst bei sehr großen Differenzen mit statistisch signifikanten Befunden zu rechnen.

Das selbe Phänomen konnte auch im Hinblick auf den Belastungsschmerz beobachtet werden. Wiederum war der Schmerz bei Aufnahme bei den nicht-zementierten Prothesen deutlich größer als bei den zementierten Modellen und den Hybriden (5,3 ± 2,9 vs. 4,2 ± 2,6 bzw. 3,6 ± 2,3). Wiederum war auch der Belastungsschmerz bei Entlassung bei den nicht-zementierten Prothesen deutlich geringer als bei den beiden anderen Fixierungsformen (1,9 ± 1,3 vs. 2,8 ± 1,9 bzw. 2,7 ± 2,0). Auch hier waren allerdings die Unterschiede statistisch nicht signifikant.

Weshalb Patienten mit nicht-zementierten Knieendoprothesen geringere Ruhe- und Belastungsschmerzen aufwiesen, ist fraglich. Von klinischer Relevanz wäre sicherlich die Frage, inwiefern sich das Schmerzempfinden bei den drei Fixationstypen im längerfristigen Verlauf verändert. Es gibt allerdings bereits Hinweise, die darauf hindeuten, dass hinsichtlich des Schmerzes nicht-zementierte Implantate tatsächlich bessere Ergebnisse aufweisen. So konnte gezeigt werden, dass zwei Jahre nach der Operation immerhin 83 Prozent der Patienten mit nicht-zementierten Modellen schmerzfrei waren und weitere 15,2 Prozent lediglich geringe Schmerzen beklagten, was einem sehr guten Gesamtergebnis von ca. 98 Prozent entspricht (Whiteside et al. 1994). Unabhängig davon wäre durchaus vorstellbar, dass bei nicht-zementierten Implantaten eine raschere Rückbildung des postoperativen Schmerzes stattfindet als bei anderen Implantationsformen. Darüber hinaus gibt es eine Reihe von Faktoren, die möglicherweise einen Einfluss auf das Schmerzempfinden nach Knieendoprothesen-OP haben. Dies sind Faktoren wie Geschlecht, Alter und Prothesendesign. So können zum Beispiel ältere weibliche Patienten einen geringeren Schmerzscore aufweisen als ältere männliche Patienten. Ferner wurde beobachtet, dass ältere Patienten ein und zwei Jahre postoperativ häufiger schmerzfrei waren als jüngere (Whiteside, 1991). Da jedoch nicht-zementierte Prothesen häufiger bei jungen als bei älteren Patienten eingesetzt werden, hätte man eigentlich das geringere Schmerzniveau eher bei den zementierten Prothesen erwarten dürfen, und nicht wie in unserem Fall bei den nicht-zementierten.

Wie aufgrund initial stärkerer Schmerzen bei den nicht-zementierten Prothesen zu erwarten war, wiesen diese Patienten bei Aufnahme mit einem Wert von 46,5 ± 13,6 auch den schlechtesten HSS-Score auf (zementiert: 55,2 ± 12,9; Hybrid: 55,3 ± 7,4). Der Unterschied war allerdings wiederum statistisch nicht signifikant, was, wie bereits erwähnt, an der geringen Fallzahl (n = 8) der Patienten mit nicht-zementierten Prothesen gelegen haben könnte.

Bei Entlassung waren die HSS-Scores mit Werten von ca. 68 und 69 in allen drei Gruppen nahezu identisch. Da der Schmerz beim HSS-Score einen relativ großen Anteil am Endergebnis einnimmt, lässt sich ableiten, dass zementierte Prothesen und Hybride eine bessere Funktionalität bei Entlassung aufgewiesen haben müssen, weil ja, wie weiter oben beschrieben, bei den nicht zementierte Implantaten deutlich geringere Schmerzintensitäten bestanden. Da in allen drei Gruppen bei Entlassung quasi identische HSS-Scores ermittelt wurden, muss folglich bei zementierten Prothesen und Hybriden der schlechte Score wegen der stärkeren Schmerzen durch eine bessere Funktionalität kompensiert worden sein.

Beim Weber-Score fanden sich die schlechtesten Ergebnisse unter den Patienten mit Hybriden, wobei die Differenz nur beim Entlassungsbefund und hier auch nur im Vergleich zu den zementierten Prothesen statistisch signifikant war (Hybrid: 7,5 ± 1,8 vs. zementiert: 8,3 ± 1,6; p = 0,037). Nicht zementierte Implantate wiesen bei Entlassung einen Score von 8,0 ± 1,6 auf.

Klinisch kommt diesen Befunden allerdings aufgrund der eher geringen Differenzen keine große Bedeutung zu. Es deutet sich allerdings an, dass offensichtlich die subjektive Zufriedenheit bei den Patienten mit zementierten Prothesen am größten zu sein scheint. Dies ist insofern interessant, als dass die Patienten mit nicht-zementierten Prothesen bei Entlassung die geringsten Schmerz-Scores aufgewiesen hatten. Daran lässt sich erkennen, dass für den Patienten bei der rein subjektiven Beurteilung andere Parameter, wie etwa eine bessere Funktionalität, die größere Rolle zu spielen scheinen.

Patienten legen anderen Kriterien an als Ärzte, wenn es um die Beurteilung des Behandlungsergebnisses geht. Während der Kliniker oftmals funktionelle Parameter oder den Schmerz in den Vordergrund stellt, spielen beim Patienten vielfach eher subjektive Faktoren eine ausschlaggebende Rolle. Dies sollte Anlass geben, im Rahmen von solchen Untersuchungen auch Parameter zur Erfassung der Lebensqualität zu berücksichtigen (Bullens et al. 2001). Mit Knie-Scores alleine ist dies unter Umständen nicht hinreichend genug möglich.

Im Hinblick auf die Vastus-medialis-Dicke wiesen nicht-zementierte Prothesen deutlich geringere Werte auf als die beiden übrigen Fixierungstypen (zementiert und Hybrid). Bei Aufnahme betrug die sonografisch gemessene Dicke bei den nicht zementierten Prothesen 1,84 ± 0,35 gegenüber 2,17 ± 0,48 bei den zementierten Prothesen und 2,20 ± 0,43 bei den Hybriden. Bei Entlassung fanden sich ähnliche Verhältnisse, wobei die Werte in allen Fällen geringfügig niedriger waren. Die Unterschiede zwischen den drei Fixationsmethoden war allerdings statistisch nicht signifikant. Hierbei ist jedoch wiederum zu berücksichtigen, dass sich in der Gruppe der nicht-zementierten Prothesen lediglich acht Patienten befanden und signifikante Unterschiede deshalb erst bei sehr großen Differenzen erwartet werden konnten.

Warum Patienten mit nicht-zementierten Prothesen, zumindest tendenziell, eine geringere Vastus-medialis-Dicke aufgewiesen hatten, bleibt fraglich. Auffällig war allerdings bei diesem Fixierungstyp bereits schon der relativ geringe Belastungs- und Ruheschmerz. Rein spekulativ könnte man annehmen, dass vielleicht entzündliche, durch die Implantation bedingte Veränderungen zu einer Muskelschwellung führen, die bei nicht-zementierten Prothesen jedoch geringer ausgeprägt ist. Alleine anhand unserer Daten lässt sich allerdings eine solche Hypothese nicht untermauern. Ein Vergleich mit präoperativen Befunden, die uns jedoch leider nicht vorlagen, wäre in diesem Zusammenhang sehr hilfreich.

4.2.6.5 Abhängigkeit vom Belastungsschema

Alle Patienten wurden zu Beginn und Ende einem von drei Belastungsschemata zugeordnet, nämlich Teilbelastung mit 20 kg (T20), Teilbelastung durch 4-Punkte-Gang (4PG) und Vollbelastung (VB). Bei Aufnahme befanden sich 94 Patienten in der Gruppe T20 (38,2 %), 107 in der Gruppe 4PG (43,5 %) und 45 in der Gruppe VB (18,3 %). Bei Entlassung war die VB-Gruppe mit 122 Patienten (49,6 %) am größten, gefolgt von der 4PG-Gruppe mit 102 (41,5 %) und der T20-Gruppe mit nur noch 22 Patienten (8,9 %).

In der Studie von Kladny et al. (2002) war der Anteil der Patienten, die nach Vorgabe des Operateurs initial eine Vollbelastung durchführen sollten höher als in unserer Untersuchung. Bei Aufnahme in die Rehaeinrichtung fand bereits bei ca. 40 Prozent eine Vollbelastung statt. Dieser Anteil wurde bis zum Ende der etwa dreiwöchigen Rehabilitationsmaßnahmen auf ca. 90 Prozent erhöht und lag somit ebenfalls deutlich höher als in unserer Studie mit nur ca. 50 Prozent.

Alleine anhand dieses Teilaspektes lässt sich erkennen, dass verbindliche Richtlinien für die Durchführung einer Rehamaßnahme offensichtlich nicht vorliegen bzw. dass bei der Durchführung der therapeutischen Maßnahmen große Diskrepanzen bestehen.

Der Ruheschmerz bei Entlassung zeigte keine signifikanten Unterschiede zwischen den drei Belastungs-Gruppen. Unabhängig von der Belastung bei Aufnahme und Entlassung wiesen alle drei Gruppen vergleichbare Ruheschmerzen bei der Entlassung auf.

Signifikante Unterschiede ergaben sich im Hinblick auf den Belastungsschmerz bei Aufnahme. Interessanterweise fand sich in der 4-PG-Gruppe mit 3,2 + 2,4 der durchschnittlich geringste Belastungsschmerz bei Aufnahme. In den beiden anderen Gruppen war dieser Schmerzscore signifikant höher (T20: 4,6 ± 2,4; $p < 0{,}001$ bzw. VB: 5,3 ± 2,5; $p < 0{,}001$). Demnach war der initiale Belastungsschmerz nicht das führende Kriterium bei der Zuordnung zum jeweiligen Belastungsschema. Vielmehr fand sogar gerade bei jenen Patienten eine Vollbelastung statt, die initial die stärksten Schmerzen aufwiesen.

Bei Entlassung wiesen ebenfalls jene Patienten den geringsten Belastungsschmerz auf, die initial der 4PG-Gruppe zugeordnet worden waren (2,3 ± 2,0 vs. 3,3 ± 1,7 [p = 0,011] in der VB-Gruppe bzw. 1,7 ± 2,3 [n. s.] in der T20-Gruppe).

Bei vorsichtiger Interpretation könnte man vermuten, dass die Teilbelastung mit dem 4-Punktgang, in Bezug auf dem Belastungsschmerz, die effektivste Methode darstellt, zumindest dann, wenn dieses Belastungsschema als die Methode bei Therapiebeginn gewählt wird. Da die Patienten jedoch nicht zufällig einer der drei Gruppen zugeordnet wurden, sondern das Belastungsschema individuell vom Operateur ausgewählt wurde, bleibt offen, inwiefern das Ergebnis auch auf eine unselektierte Gruppe übertragbar wäre. Um diese Frage beantworten zu können, müsste im Rahmen einer Folgeuntersuchung eine Randomisierung der Gruppen vorgenommen werden. Inwiefern dies in der Praxis jedoch machbar bzw. ethisch verantwortlich ist, bleibt fraglich.

Bei der Interpretation des Ergebnisses zu bedenken, dass das Belastungsschema im Laufe der Rehamaßnahme bei vielen Patienten geändert wurde. In den meisten Fällen fand eine Steigerung der Belastung statt. Der Wechsel des Belastungsschemas erfolgte ebenfalls individuell und zu unterschiedlichen Zeitpunkten. Dennoch wäre es, im Rahmen gezielter Untersuchungen, wünschenswert zu prüfen, ob nicht vielleicht doch initial zu Gunsten des 4-Punktganges auf die Vollbelastung verzichtet werden sollte.

In Bezug auf das Belastungsschema bei Entlassung wiesen wiederum die Patienten der 4PG-Gruppe den geringsten Belastungsschmerz auf (2,5 ± 1,8 vs. 3,2 ± 2,3 in der TB20-Gruppe bzw. 2,8 ± 1,9 in der VB-Gruppe). Die Unterschiede zwischen den drei Gruppen waren allerdings nicht mehr statistisch signifikant.

Ein statistisch signifikanter Zusammenhang zwischen dem HSS-Score bei Aufnahme und der initialen Zuordnung zu einer der drei Belastungsgruppen konnte nicht gezeigt werden. Dies ist in Übereinstimmung mit den Beobachtungen von Kladny et al. (2002), die ebenfalls zeigen konnten, dass der HSS-Score bei Entlassung nicht von der Belastungsvorgabe durch den Operateur abhängig war. Der durchschnittlich höchste Score fand sich bei unseren Patienten aber wieder in der 4PG-Gruppe (57,1 + 13,6 vs. 53,8 + 11,0 in der TB20-Gruppe bzw. 52,2 + 11,0 in der VB-Gruppe). Das etwas bessere Ergebnis in der 4PG-Gruppe erklärt sich ohne weiteres durch den geringeren Schmerz, den diese Patienten bei Aufnahme aufgewiesen hatten, da dem Schmerz beim Summenscore des HSS eine relativ hohe Gewichtung zukommt.

Eine signifikante Korrelation konnte zwischen dem HSS-Score bei Entlassung und dem Belastungsschema bei Entlassung gezeigt werden. Je höher der Score war, desto stärker wurden die Prothesen belastet. So fand sich der höchste HSS-Score mit 69,9 + 9,8 bei den Patienten mit Vollbelastung, gefolgt von einem Score von 67,2 + 8,9 bei den Patienten mit 4-Punktgang und 61,3 + 10,6 bei den Patienten mit einer Teilbelastung von 20 Kilogramm. Dieser Befund ist insofern nicht überraschend, als dass eine Teilbelastung mit einer geringeren Funktionalität verbunden ist als eine Vollbelastung. Patienten die keiner Einschränkung hinsichtlich der Prothesenbelastung unterliegen, dürften im allgemeinen auch in ihrer Mobilität weniger eingeschränkt sein und aufgrund dessen die besseren Scores aufweisen.

Hinsichtlich des Weber-Scores zeigte sich ein ähnliches Ergebnis wie beim Belastungsschmerz. Das beste Ergebnis bei Aufnahme und somit den höchsten Score wiesen jene Patienten auf, die initial der 4PG-Gruppe zugeordnet worden waren (8,3 + 1,7 vs. 7,6 + 1,8 [$p = 0{,}016$] in der TB20-Gruppe bzw. 7,3 + 1,9 [$p = 0{,}005$] in der VB-Gruppe). Bei Entlassung war der Score ebenfalls bei jenen Patienten am größten, die zu Beginn der Therapie der 4-PG-Gruppe zugeordnet worden waren (8,7 + 1,6 vs. 7,8 + 1,6 [$p < 0{,}001$] in der TB20-Gruppe bzw. 7,8 + 1,6 [$p = 0{,}005$] in der VB-Gruppe).

Eine statistisch signifikante Besserung des Weber-Scores im Vergleich zum Aufnahmebefund konnte nur bei jenen Patienten gezeigt werden, die initial der 4-PG-Gruppe zugeordnet worden waren.

Wiederum lässt sich auch in Bezug auf den Weber-Score feststellen, dass jene Patienten die besten Ergebnisse aufwiesen, die bei Beginn der Rehamaßnahme einer Teilbelastung nach 4-PG-Schema zugeordnet worden waren. Wie jedoch bereits weiter oben, im Hinblick auf den Belastungsschmerz ausgeführt, ist dieser Befund nicht ohne weiteres auf alle Patienten übertragbar, da die Zuordnung zum Belastungsschema in dieser Studie individuell vom Operateur festgelegt worden war. Bei einer Randomisierung der Zuordnung könnten sich ohne weiteres andere Resultate ergeben.

Patienten, die bei Entlassung der 4-PG-Gruppe zugeordnet waren, wiesen ebenfalls den besten Weber-Score auf (8,3 ± 1,6 vs. 7,5 ± 1,9 in der TB20-

Gruppe bzw. 8,1 ± 1,6 in der VB-Gruppe). Die Unterschiede zwischen den drei Gruppen waren allerdings geringer und statistisch nicht signifikant.

Zwischen der Vastus-medialis-Dicke und dem Belastungsschema konnten keine signifikanten Korrelationen gezeigt werden, wie dies auch im Hinblick auf die meisten anderen untersuchten Parameter der Fall gewesen war.

4.3 Ausblick und kritische Analyse

Bei dieser Untersuchung handelte es sich um eine nicht kontrollierte Bobachtungsstudie, der in vielfacher Hinsicht ein Pilotstudiencharakter zukommt. Viele Teilaspekte wurden bisher in dieser Form noch nicht analysiert und dargestellt.

Zum Teil kamen notwendige Präzisierungen des Studiendesigns erst im Rahmen der Datenanalyse zum Vorschein. Diese Erkenntnisse können nun in weiteren Studien berücksichtigt werden. Es wurden aber auch Ergebnisse gefunden, die Ansätze erkennen lassen, wie eine Rehamaßnahme unter Umständen effektiver gestaltet werden könnte. Allerdings ist eine Evaluierung im Rahmen weiterer Studien auch in jenen Punkten erforderlich, in denen signifikante Befunde erhoben werden konnten. In diesem Zusammenhang wird man in künftigen Studien auf ein homogeneres Patientengut achten müssen. Grundlegend unterschiedliche Prothesentypen wie gekoppelter und ungekoppelter Gelenkersatz sollten differenziert voneinander betrachtet werden. Das selbe gilt sicherlich auch für Primär- und Wechseloperationen.

Um den Einfluss bestimmter Faktoren auf den Schmerz, aber auch auf andere Score-Systeme beurteilen zu können, sollte in künftigen Studien dringend auch die Schmerzmedikation berücksichtigt werden. Es scheint nicht ausgeschlossen, dass einzelne Ergebnisse unserer Untersuchung durch diese unbekannte Größe beeinflusst worden sind. So wiesen zum Beispiel Patienten mit Scharnierprothesen deutlich geringere Schmerzen und einen besseren HSS-Score auf als Patienten mit ungekoppeltem Oberflächenersatz. Welche Rolle in diesem Zusammenhang unter Umständen Analgetika gespielt haben, bedarf der weiteren Abklärung.

Scheinbar ungeeignet erwiesen sich in unserer Untersuchung der Weber-Score und die Vastus-medialis-Dicke, die jeweils nur unbedeutende Schwankungen erkennen ließen. Dies gilt zumindest für die eher kurzfristige Verlaufsbeobachtung. Allerdings könnte man künftig auch die präoperativen Befunde mit einbeziehen. Es ist anzunehmen, dass sich beim Vergleich mit den präoperativen Daten durchaus relevante Ergebnisse, auch bei einem eher kurzfristigen Beobachtungsintervall, zeigen lassen.

Im Zusammenhang mit der Vastus-medialis-Dicke war interessant, dass möglicherweise nicht-zementierte Prothesen geringere Werte aufweisen. Trotz deutlicher Differenzen mit den anderen Fixierungsmethoden waren die Ergebnisse allerdings statistisch nicht signifikant, was unter Umständen daran lag, dass die Gruppe der Patienten mit nicht-zementierten Prothesen, mit nur acht Patienten, viel zu klein war.

Neben der geringeren Vastus-medialis-Dicke wiesen Patienten mit nicht-zementierten Prothesen bei Aufnahme außerdem geringere Ruhe- und Belastungsschmerzen auf, wiederum allerdings trotz der Deutlichkeit der Differenzen ohne statistische Signifikanz. Eine Überprüfung dieser Ergebnisse mit einer geeignet großen Patientenzahl wäre wünschenswert. Falls Patienten mit nicht-zementierten Prothesen tatsächlich bessere Befunde aufweisen sollten, wäre ferner die Frage von Interesse, ob dies auch im langfristigen Verlauf der Fall ist, etwa nach einer Beobachtungsdauer von sechs bis zwölf Monaten.

Im Hinblick auf das Belastungsschema zeichnete sich ab, dass der 4-Punktgang sowohl der Teilbelastung mit 20 Kilogramm als auch der Vollbelastung überlegen war. Um dies verifizieren zu können, wäre allerdings eine geeignete Randomisierung dringend notwendig. Ob dies in der Praxis allerdings tatsächlich möglich ist, erscheint eher fraglich. Schließlich kann einem Patienten nicht rein willkürlich ein bestimmtes Schema verordnet werden, zumal dann nicht, wenn es sich um eine Vollbelastung handelt. Dennoch wird man in der Zukunft Kriterien dafür finden müssen, welche Patienten welchem Belastungsschema unterzogen werden. Interessanterweise war in unserer Studie nicht der initiale Schmerz das Kriterium für die Belastung, da gerade jene Patientengruppe mit den durchschnittlich stärksten Schmerzen der Vollbelastung zugeordnet worden waren.

5 ZUSAMMENFASSUNG

Dass Prothesen zu den etablierten Verfahren in der Medizin gehören, ist selbstverständlich, und ihr langjähriger Nutzen denn auch durch zahlreiche Studien belegt. Zumeist, und dies war der Ausgangspunkt der hier vorgelegten Untersuchung, mangelte es hier jedoch an einer Berücksichtigung funktioneller sowie auch subjektiver Parameter. Die meisten Untersuchungen hatten in erster Linie nach der Überlebensdauer der Prothesen gefragt. Ziel des hier vorgeschlagenen komplementären Zugangs ist es dagegen auch den Wert der Behandlung für den Patienten stärker zu berücksichtigen und einer objektivierbaren Untersuchung zugänglich zu machen. Hinzu kommt, dass auch der Verlauf der stationären Rehamaßname, selbst wenn er erfolgreich ist, sich bisher doch kaum in methodengeleiteten Studien mit Alternativmodellen vergleichen lassen musste. Ziel dieser Studie war es deshalb, die Entwicklung verschiedener Score-Systeme darzustellen und dabei auch etwaige Zusammenhänge mit den Einflussgrößen Prothesentyp, Fixierungstyp, Patellarückflächenersatz, OP-Indikation und Belastungsschema aufzuzeigen.

An dieser Studie nahmen 246 Patienten im Alter von 39 bis 87 Jahren (69,6 ± 7,9) teil. 224 Patienten waren mit einem Oberflächenersatz, 22 mit einer Scharnierprothese versorgt worden. Bei 229 Patienten wurde eine Primär-, bei 17 eine Wechsel-OP durchgeführt. In 203 Fällen wurden die Prothesen zementiert, nicht-zementierte Prothesen und Hybride wurden 8 bzw. 35mal eingesetzt. Die Untersuchung der Patienten erfolgte postoperativ, unmittelbar nach Aufnahme in der Rehaklinik sowie etwa drei Wochen später, unmittelbar vor der Entlassung.

Bereits bei der Aufnahme wiesen die Patienten im Durchschnitt ein niedriges Schmerzniveau auf, das sich im weiteren Verlauf noch signifikant verbesserte. Während 13,4 Prozent der Patienten bei Aufnahme starke oder sehr starke Belastungsschmerzen aufwiesen, war dies bei Entlassung nur noch bei 1,2 Prozent der Fall.

Der Weber-Score und die Vastus-medialis-Dicke zeigten im Behandlungsverlauf nur geringe und klinisch eher irrelevante Veränderungen.

Der HSS-Score hingegen erwies sich für die vorliegende Studie als ein sehr geeignetes Instrument. Im Behandlungsverlauf verbesserte sich der HSS-Score signifikant von 54,9 auf 68,0. Während bei Aufnahme 63,4 Prozent einen schlechten Score (< 60) aufwiesen, war dies bei Entlassung nur noch bei 19,5 Prozent der Fall.

Des Weiteren hat unsere Untersuchung bestätigen können, dass der Übergang von der traditionellen Scharnierprothese zum Oberflächenersatz in der Tat einen besseren Behandlungserfolg garantiert. Es hat sich freilich auch gezeigt, dass damit ein in der postoperativen Phase erhöhter Beratungsbedarf einhergeht, denn zunächst scheint das langfristig weniger erfolgreiche Verfahren kurzfristig doch im subjektiven Empfinden überlegen zu sein. Patienten mit Scharnierprothesen wiesen bei Aufnahme signifikant geringere Schmerzen und einen besseren HSS-Score auf als Patienten mit Oberflächenersatz (2,1 vs. 3,9 auf der VAS; HSS-Sore: 68,8 vs. 53,7). Auch bei Entlassung war der HSS-Score bei Patienten mit Scharnierprothesen signifikant höher (76,0 vs. 67,2). Einen guten bis sehr guten HSS-Score wiesen bei Entlassung 82 Prozent der Patienten mit Scharnierprothesen auf; bei den Patienten mit Oberflächenersatz war dies nur bei 45 Prozent der Fall.

Patienten mit retropatellarem Ersatz wiesen bei Aufnahme einen signifikant stärkeren Ruheschmerz und einen schlechteren HSS-Score auf als Patienten ohne Patellarückflächenersatz (VAS: 5,0 vs. 4,0; HSS-Score: 51,0 vs. 55,7). Dies ist angesichts des erhöhten operativen Aufwandes zunächst zwar offenkundig, verweist jedoch abermals darauf, dass, insbesondere bei solchen noch nicht in hinreichenden Vergleichsstudien bewerteten Verfahren, eine postoperativ begrenzte Perspektive für weitere Untersuchungen zu eng gewählt wäre.

Patienten mit nicht-zementierten Prothesen wiesen einen stärkeren Ruhe- und Belastungsschmerz bei Aufnahme und gleichzeitig einen schwächeren Schmerz bei Entlassung als die beiden anderen Fixierungsvarianten auf. Ebenso war der HSS-Score bei diesen Patienten bei Aufnahme schlechter. Außerdem war die Vastus-medialis-Dicke bei den nicht-zementierten Prothesen deutlich geringer. In diesem Fall ist die Differenz zwischen subjektivem Befinden und objektivem Heilungserfolg zu konstatieren, die in der Patienteninformation mit großer Sorgfalt zu berücksichtigen bleibt. Da jedoch die Differenzen zwischen den untersuchten Gruppen in dieser speziellen Hinsicht möglicherweise aufgrund der geringen Fallzahlen, statistisch nicht signifikant sind, bietet die Untersuchung keineswegs Anlass, an der Überlegenheit einer funktionellen Integration, wie sie bei nicht zementierten Proethesen grundlegend ist , zu zweifeln.

Im Hinblick auf das Belastungsschema wiesen jene Patienten den geringsten Belastungsschmerz bei Entlassung auf, die anfänglich dem 4-Punktgang zugeordnet worden waren. Interessanterweise war jenen Patienten eine Vollbelastung verordnet worden, die bei Aufnahme die stärksten Schmerzen aufgewiesen hatten. Die Patienten mit den geringsten initialen Schmerzen waren den 4-Punktgang-Gruppe zugeordnet worden. Die Resultate dieser Untersuchung legen damit nahe, dass der früh postoperative Verlauf durch eine frühe Vollbelastung nicht verbessert wird und legen das zurückhaltendere Vorgehen als das letztlich effizientere nahe.

Die Ergebnisse dieser Untersuchung sind im wesentlichen als Basis für weitere Studien zu betrachten. Hierbei geben sie jedoch wertvolle Hinweise darauf, wie künftige Studien dieser Art gestaltet werden könnten bzw. welche Parameter zweckmäßigerweise zu erfassen sind. So erscheint die Kombination subjektiver und funktioneller Meßgrössen im HSS-Score als geeignet, um das Behandlungsergebniss zu objekivieren. Es zeigt sich zugleich, dass die vorliegenden Studien künftig durch längerfristige Untersuchungsreihen ergänzt werden müssen. Obgleich mehr Fragen aufgeworfen als Antworten gegeben wurden, tragen die Ergebnisse unserer Untersuchung dazu bei, die bisher unzureichenden Erkenntnisse bei der stationären Rehabilitation von Patienten mit Knieendoprothesen zu erweitern.

6 LITERATURVERZEICHNIS

1. Ahlers J, Decking D, Dienst R, Engelhardt R, Ewerbeck V, Eysel P, Franz R, Gaertner T, Hahn MP, Hübner M, Lichtinghagen M, Oestern HJ, Ogasa J, Reiner C, Roggenkemper D, Sänger V, Schauwecker HH, Schrader J, Schuren W. Knie-Totalendoprothesen- Erstimplantation. In BQS (Bundesgeschäftsstelle für Qualitätssicherung) (Hrsg.). BQS-Qualitätsreport 2004. Qualität sichtbar machen. Siegburg, Düsseldorf 2005: 158–168.

2. Ahlers J, Decking D, Dienst R, Engelhardt R, Ewerbeck V, Eysel P, Franz R, Gaertner T, Hahn MP, Hübner M, Lichtinghagen M, Oestern HJ, Ogasa J, Reiner C, Roggenkemper D, Sänger V, Schauwecker HH, Schrader J, Schuren W. Knie-Totalendoprothesen-Wechsel. In BQS (Bundesgeschäftsstelle für Qualitätssicherung) (Hrsg.). BQS-Qualitätsreport 2004. Qualität sichtbar machen. Siegburg, Düsseldorf 2005a: 169–178.

3. Bach CM, Nogler M, Steingruber IE, Ogon M, Wimmer C, Gobel G, Krismer M. Scoring systems in total knee arthroplasty. Clin Orthop Relat Res. 2002; (399): 184–196.

4. Barrack RL, Wolfe MW. Patellar resurfacing in total knee arthroplasty. J Am Acad Orthop Surg. 2000; 8(2): 75–82.

5. Barrack RL, Bertot AJ, Wolfe MW, Waldman DA, Milicic M, Myers L. Patellar resurfacing in total knee arthroplasty. A prospective, randomized, double-blind study with five to seven years of follow-up. J Bone Joint Surg Am. 2001; 83-A(9): 1376–1381.

6. Becker R, Neumann W. Die unikondyläre Knieprothese – Operationstechnik und Möglichkeiten der Revision. In: Neues in der Knieendoprothetik. Fuchs S, Tibescu C (Hrsg). Steinkopff Verlag Darmstadt 2003: 14–18.

7. Berger RA, Rosenberg AG, Barden RM, Sheinkop MB, Jacobs JJ, Galante JO. Long-term followup of the Miller-Galante total knee replacement. Clin Orthop Relat Res. 2001; (388): 58–67.

8. Blauth W, Donner K. Zur Geschichte der Arthroplastik. Z Orthop 1979; 117: 997–1006.

9. Bullens PH, van Loon CJ, de Waal Malefijt MC, Laan RF, Veth RP. Patient satisfaction after total knee arthroplasty: a comparison between subjective and objective outcome assessments. J Arthroplasty. 2001; 16(6): 740–747.

10. Burnett RS, Bourne RB. Indications for patellar resurfacing in total knee arthroplasty. Instr Course Lect. 2004; 53: 167–186.

11. Carlsson A, Bjorkman A, Besjakov J, Onsten I. Cemented tibial component fixation performs better than cementless fixation: a randomized radiostereometric study comparing porous-coated, hydroxyapatite-coated and cemented tibial components over 5 years. Acta Orthop. 2005; 76(3): 362–369.

12. Cartier P. Unicompartmental knee arthroplasty long term experience. In: Neues in der Knieendoprothetik. Fuchs S, Tibescu C (Hrsg). Steinkopff Verlag Darmstadt 2003: 10–13.

13. Davies AP. Rating systems for total knee replacement. Knee. 2002; 9(4): 261–266.

14. Dorn U, Kiss H. Zementiert-Zementfrei? Eulert J, Hassenpflug J. [Hrsg]. In Praxis der Knieendoprothetik. Springer Verlag, Berlin Heidelberg 2001.

15. Dunbar MJ. Subjective outcomes after knee arthroplasty. Acta Orthop Scand Suppl. 2001; 72(301): 1–63.

16. Engelbrecht E. Die Schlittenprothese, eine Teilprothese bei Zerstörungen im Kniegelenk. Chirurg. 1972; 42(11): 510–514.

17. Engelbrecht E, Zippel J. The sledge prosthesis „model St. Georg". Acta Orthop Belg. 1973; 39(1): 203–209.

18. Engelbrecht E, Nieder E, Strickle E, Keller A. Intrakondyläre Kniegelenksendoprothese mit Rotationsmöglichkeit – Endo-Modell. Der Chirurg. 1981; 52: 368–375.

19. Forster MC. Patellar resurfacing in total knee arthroplasty for osteoarthritis: a systematic review. Knee. 2004; 11(6): 427–430.

20. Freund DA, Dittus RS, Fitzgerald J, Heck D. Assessing and improving outcomes: total knee replacement. Health Serv Res. 1990; 25(5): 723–726.

21. Gekeler J, Kolbe J. Indikation zur Implantation der Blauth-Prothese oder kondylärer Prothesen. In: Die Blauth-Knieendoprothese. Hassenpflung J (Hrsg.). Hans Huber Verlag Bern, Göttingen, Toronto, Seattle 1992: 75–81.

22. Goodfellow J, O'Connor J. The mechanics of the knee and prosthesis design. J Bone Joint Surg Br. 1978; 60-B(3): 358–369.

23. Grüner S. Vortrag anlässlich der 78. Jahrestagung der Deutschen Gesellschaft für Geschichte der Medizin, Naturwissenschaft und Technik. Bonn 1995.

24. Gschwend N, Scheler HG, Bähler A. Die GSB-Knieprothese. Med Orthop Techn. 1980; 100: 128–134.

25. Hawker G, Wright J, Coyte P, Paul J, Dittus R, Croxford R, Katz B, Bombardier C, Heck D, Freund D. Health-related quality of life after knee replacement. J Bone Joint Surg Am. 1998; 80(2): 163–173.

26. Holt GE, Dennis DA. The role of patellar resurfacing in total knee arthroplasty. Clin Orthop Relat Res. 2003; 416:76–83.

27. Hsu RW. The management of the patella in total knee arthroplasty. Chang Gung Med J. 2006; 29(5): 448–57.

28. Hube R, Hein W. Technische Verbesserungen in der Kniegelenkendoprothetik zur Verbesserung der Flexion. In: Neues in der Knieendoprothetik. Fuchs S, Tibescu C (Hrsg). Steinkopff Verlag Darmstadt 2003: 62–65.

29. Hungerford DS, Kenna RV. Preliminary experience with a total knee prosthesis with porous coating used without cement. Clin Orthop Relat Res. 1983; (176): 95–107.

30. Insall J, Ranawat CS, Scott WN, Walker P. Total condylar knee replacment: preliminary report. Clin Orthop Relat Res. 1976; (120): 149–154.

31. Jensen MP, Karoly P. Pain-specific beliefs, perceived symptom severity, and adjustment to chronic pain. Clin J Pain. 1992; 8(2): 123–130.

32. Jerosch J, Fuchs S, Heisel J. Knieendoprothetik – eine Standortbestimmung. In: Knie-TEP-Revisionseingriffe. Jerosch J (Hrsg.) Thieme Verlag Stuttgart 1997: 1–13.

33. Jerosch J, Heisel J. Knieendoprothetik. Springer Verlag Berlin 2002.

34. Kienapfel H, Griss P, Orth J, Rollof K, Malzer U. Zwei- bis Fünfjahresergebnisse mit der zementfrei einsetzbaren Kniegelenksprothese vom Typ Miller-Galante. Orthopäde 1991; 20: 189–196.

35. Kladny B, Albrecht C, Haase I, Swoboda B. Ergebnisevaluation der stationären Rehabilitation nach Knieendoprothetik mit dem HSS-Score. Z Orthop Ihre Grenzgeb. 2002; 140(1): 37–41.

36. König A, Walther M, Kirschner S, Gohlke F. Balance sheets of knee and functional scores 5 years after total knee arthroplasty for osteoarthritis: a source for patient information. J Arthroplasty. 2000; 15(3): 289–294.

37. König A, Kirschner S. Langzeitergebnisse in der Knieendoprothetik. Orthopäde 2003; 32: 516–526.

38. Lewold S, Robertsson O, Knutson K, Lidgren L. Revision of unicompartmental knee arthroplasty: outcome in 1,135 cases from the Swedish Knee Arthroplasty study. Acta Orthop Scand. 1998; 69(5): 469–474.

39. Malkani AL, Rand JA, Bryan RS, Wallrichs SL. Total knee arthroplasty with the kinematic condylar prosthesis. A ten-year follow-up study. J Bone Joint Surg Am. 1995; 77(3): 423–431.

40. Miller CW, Pettygrow R. Long-term clinical and radiographic results of a pegged tibial baseplate in primary total knee arthroplasty. J Arthroplasty. 2001; 16(1): 70–75.

41. Münnich U, König DP, Popken F, Hackenbroch MH. Entwicklung der körperlichen und sportlichen Aktivität von Patienten vor und nach Implantation einer totalen Knieendoprothese. Eine prospektive Studie an 40 Patienten. Versicherungsmedizin. 2003; 55(2): 82–86.

42. Mumme T, Marx R, Andereya S, Weber M, Müller-Rath R, Wirtz DC. Zementierte Knieendoprothetik. Zeitschrift für Orthopädie und ihre Grenzgebiete. 2006; 144(3): 281–288.

43. Nickolaus B. Knieendoprothetik. Auf dem Weg zur Anerkennung. Dtsch Ärztbl. 1997; 94(5): A192.

44. Nieder E. Schlittenprothese, Rotationsknie und Scharnierprothese Modell St. Georg und ENDO-Modell. Orthopäde 1991; 20: 170–180.

45. NIH Consensus Panel. NIH Consensus Statement on total knee replacement December 8–10, 2003. J Bone Joint Surg Am. 2004; 86-A(6): 1328–1335.

46. Nilsson KG, Henricson A, Norgren B, Dalen T. Uncemented HA-coated implant is the optimum fixation for TKA in the young patient. Clin Orthop Relat Res. 2006; 448: 129–139.

47. Nizard RS, Biau D, Porcher R, Ravaud P, Bizot P, Hannouche D, Sedel L. A meta-analysis of patellar replacement in total knee arthroplasty. Clin Orthop Relat Res. 2005; (432): 196–203.

48. Parsons IM 4th, Sonnabend DH. What is the role of joint replacement surgery? Best Pract Res Clin Rheumatol. 2004; 18(4): 557–572.

49. Plitz W. Endoprothetik am Kniegelenk. Orthopäde 20: 164–169.

50. Ranawat CS, Shine JJ. Duo-condylar total knee arthroplasty. Clin Orthop Relat Res. 1973 Jul-Aug; (94): 185–195.

51. Rand JA. The patellofemoral joint in total knee arthroplasty. J Bone Joint Surg Am. 1994;76(4): 612–20.

52. Reichel H. Arthrose. In: Das Knie. Kohn D. (Hrsg). Thieme Verlag Stuttgart 2000: 221–277.

53. Robertsson O, Dunbar MJ, Knutson K, Lidgren L. Past incidence and future demand for knee arthroplasty in Sweden: a report from the Swedish Knee Arthroplasty Register regarding the effect of past and future population changes on the number of arthroplasties performed. Acta Orthop Scand. 2000; 71(4): 376–380.

54. Robertsson O, Knutson K, Lewold S, Lindgren L. The Swedish Knee Arthroplasty Register 1975–1997: an update with spezial emphasis on 41,223 knees operated on in 1988–1997. Acta Orthop Scand. 2001; 72: 503–513.

55. Schroeder-Boersch H. Der Patellarueckflaechenersatz in der Knietotalendoprothetik – Aktueller Stand der Kontroverse. Der Orthopäde. 1998; 27(9): 600–611.

56. Schroeder-Boersch H, Scheller G, Synnatschke M, Arnold P, Jani L. Der Patellarückflächenersatz – Ergebnisse einer prospektiv randomisierten Studie. Der Orthopäde. 1998; 27(9): 642–650.

57. Schröder HM, Kristensen PW, Petersen MB, Nielsen PT. Patient survival after total knee arthroplasty. 5-year data in 926 patients. Acta Orthop Scand. 1998; 69(1): 35–38.

58. Shiers LG. Arthroplasty of the knee; preliminary report of new method. J Bone Joint Surg Br. 1954; 36-B(4): 553–560.

59. Tillmann R, Petersen W. Grundlagen: Anatomie (des Kniegelenkes). In: Das Knie. Kohn D. (Hrsg). Thieme Verlag Stuttgart 2000: 2–22.

60. van Loon CJ, Wisse MA, de Waal Malefijt MC, Jansen RH, Veth RP. The kinematic total knee arthroplasty. A 10- to 15-year follow-up and survival analysis. Arch Orthop Trauma Surg. 2000; 120(1–2): 48–52.

61. Walldius B. Arthroplasty of the knee using an endoprothesis. Acta Orthop Scand 1957; 24: 17–26..

62. Walldius B. Arthroplasty of the knee using an endoprosthesis. 8 years' experience. Acta Orthop Scand. 1960; 30: 137–148.

63. Waltz, F.; Schladitz, G. A. Rehabilitationsergebnisse nach Knie-TEP, ermittelt nach dem reha-relevanten Staffelstein-Score. Orthopäd Praxis. 2002; 38(3): 155–159.

64. Watson JR, Wood H, Hill RC. The Shiers arthroplasty of the knee. J Bone Joint Surg Br. 1976; 58(3): 300–304.

65. Weber U, Hackenbroch MH, Zwingers T. Ergebnisse. In: Weber U, Hackenbroch M. H. Endoprothetik am Kniegelenk. Derzeitiger technischer und klinischer Stand, Arbeitstagung, Köln 1984. Georg Thieme Verlag, Stuttgart 1985.

66. Wessinghage D. Themistocles Gluck: Von der Organextirpation zum Gelenkersatz. Dt Ärztebl 1992; 33: C1443–1447.

67. Whiteside LA. The effect of patient age, gender, and tibial component fixation on pain relief after cementless total knee arthroplasty. Clin Orthop Relat Res. 1991; (271): 21–27.

68. Whiteside LA. Cementless total knee replacement. Nine- to 11-year results and 10-year survivorship analysis. Clin Orthop Relat Res. 1994; (309): 185–192.

69. Wroblewski BM, Fleming PA, Siney PD. Charnley low-frictional torque arthroplasty of the hip. 20-to-30 year results. J Bone Joint Surg Br. 1999; 81(3): 427–430.

70. Young HH. Use of a hinged vitallium prothesis for arthroplasty of the knee. J Bone Joint Surg Am. 1963; 45: 1627–1642.

7 LEBENSLAUF

11.03.1964	Geburt in Simmern/Hunsrück Vater: Rudolf Schmitz, Polizeibeamter Mutter: Maria Schmitz, Hausfrau Geschwister: Walter Schmitz, Hochschulprofessor (Germanistik)
12.1966	Umzug der Familie nach Adenau/Eifel
1970	Einschulung in die Grundschule Adenau
1974	Wechsel auf das neusprachliche Erich-Klausener-Gymnasium Adenau
06.1983	Abitur
07.1983	Einberufung zum Grundwehrdienst Stationiert in Hammelburg, Bad Mergentheim und Koblenz
10.1984	Beginn des Medizinstudiums an der Universität Bonn
16.03.1987	Physikum
23.03.1987	Erstes Staatsexamen
06.05.1989	Eheschließung mit Barbara Fesser, Innenarchitektin
06.09.1990	Zweites Staatsexamen
24.10.1991	Drittes Staatsexamen
01.01.1992	Beginn des AiP in Adenau, St. Josef Krankenhaus, Chirurgische Abteilung
01.07.1993	Ende des AiP, Übernahme als Weiterbildungsassistent
01.08.1997	Beginn einer Hospitation in der Praxis Buhr/Schlicht und Partner in Bonn
01.09.1997	Übernahme als Weiterbildungsassistent in o.g. Praxis
01.10.1998	Anstellung als Weiterbildungsassistent in der Dres. Steyns und Teusch in Wittlich
01.09.2000	Anstellung als Weiterbildungsassistent in der Abteilung für Orthopädie und Wirbelsäulenchirurgie der Zentralklinik Bad Berka
01.10.2001	Anstellung als Weiterbildungsassistent in der orthopädischen Fachklinik Kurköln in Bad Neuenahr/Ahrweiler.
14.10.2002	Facharztprüfung Orthopädie
01.01.2003	Beginn der Tätigkeit als Mitglied der Praxis Buhr/Schlicht und Partner in Bonn (andauernd)